Arunangshu Chakraborty

Blockmate: A Practical Guide for Ultrasound
Guided Regional Anaesthesia

超声引导下区域麻醉
实用指南

主　编　〔印〕阿鲁南苏·查克拉博蒂

主　译　杨立强　陈雪丽　李水清

天津出版传媒集团
天津科技翻译出版有限公司

著作权合同登记号：图字：02-2021-157

图书在版编目（CIP）数据

超声引导下区域麻醉实用指南 /（印）阿鲁南苏·查克拉博蒂（Arunangshu Chakraborty）主编；杨立强，陈雪丽，李水清主译. — 天津：天津科技翻译出版有限公司, 2023.9
书名原文：Blockmate：A Practical Guide for Ultrasound Guided Regional Anaesthesia
ISBN 978-7-5433-4380-1

Ⅰ.①超… Ⅱ.①阿… ②杨… ③陈… ④李… Ⅲ.①超声应用–麻醉学–指南 Ⅳ.①R614-62

中国国家版本馆 CIP 数据核字（2023）第 127319 号

First published in English under the title
Blockmate：A Practical Guide for Ultrasound Guided Regional Anaesthesia
edited by Arunangshu Chakraborty
Copyright © Springer Nature Singapore Pte Ltd.,2021
The edition has been translated and published under licence from
Springer Nature Singapore Pte Ltd.

中文简体字版权属天津科技翻译出版有限公司。

授权单位：Springer Nature Singapore Pte Ltd.
出　　版：天津科技翻译出版有限公司
出 版 人：刘子媛
地　　址：天津市南开区白堤路 244 号
邮政编码：300192
电　　话：(022)87894896
传　　真：(022)87893237
网　　址：www.tsttpc.com
印　　刷：天津新华印务有限公司
发　　行：全国新华书店
版本记录：889mm×1194mm　32 开本　8 印张　178 千字
　　　　　2023 年 9 月第 1 版　2023 年 9 月第 1 次印刷
　　　　　定价：88.00 元

（如发现印装问题，可与出版社调换）

译者名单

主　审　樊碧发

主　译　杨立强　陈雪丽　李水清

副主译　窦　智　许永利　李秀华　何亮亮

译　者　(按姓氏汉语拼音排序)

陈雪丽　首都医科大学附属北京世纪坛医院

窦　智　首都医科大学宣武医院

何亮亮　首都医科大学宣武医院

姜义龙　北京老年医院

李　磊　北京老年医院

李水清　北京大学第三医院

李秀华　首都医科大学附属北京同仁医院

佟训哲　北京老年医院

王　琦　首都医科大学宣武医院

王小平　首都医科大学宣武医院

邢方映　北京老年医院

许永利　北京老年医院

杨立强　首都医科大学宣武医院

岳剑宁　首都医科大学宣武医院

张晓强　北京老年医院

赵　丹　北京大学第三医院

赵文星　首都医科大学宣武医院

卓春萍　北京老年医院

编者名单

Amit Dikshit
Rubi Hall Clinic, Pune, India

Anshuman Sarkar
Tata Medical Center, Kolkata, India

Arunangshu Chakraborty
Department of Anaesthesia, CC and Pain, Tata Medical Center, Kolkata, India

Balakrishnan Ashokka
Department of Anaesthesia, National University Hospital, Singapore, Singapore

Chang Chuan Melvin Lee
National University Health System, Singapore, Singapore

Ipsita Chattopadhyay
Department of Pain Medicine, R. G. Kar Medical College and Hospital, Kolkata, India

Rakhi Khemka
Tata Medical Center, Kolkata, India

S. Sanjay Prabhu
Apollo Children's Hospital, Chennai, India

Sangini Punia
Department of Anesthesia, University of Iowa, Iowa City, IA, USA

Shri Vidya
Anaesthesiology, National University Health System, Singapore, Singapore

Sudhakar Subramani
Department of Anesthesia, University of Iowa, Iowa City, IA, USA

Swati Parmar
Department of Anaesthesia, National University Hospital, Singapore, Singapore

中文版序言

　　近年来,超声在各临床专业科室,尤其是在临床麻醉和疼痛治疗领域的应用已被广泛认可和逐步开展。

　　区域神经阻滞是麻醉科和疼痛科医生的基本临床技能,具有操作简便、疗效好、易普及的优势,其对麻醉评估和疼痛的诊断及治疗都有重要的参考价值。以前,我们仅能凭借经验利用体表定位进行神经阻滞麻醉及疼痛治疗,但对一些特殊部位或特殊患者进行神经阻滞麻醉及疼痛治疗时难度较大,即便是经验丰富的麻醉医生操作时也有可能出现麻醉意外及疼痛治疗并发症。如今,我们可以充分利用超声进行许多超声引导下的新型阻滞技术操作,而且越来越多的麻醉、疼痛医生已将超声全面应用于临床麻醉及疼痛治疗领域。当熟练使用超声引导进行区域神经阻滞后,大大增加了注射部位的精确度,提高了疗效、降低了风险、确保了安全、降低了费用,从而使患者受益,这也使麻醉及疼痛学的发展面貌焕然一新!

　　目前,国内有关超声引导下麻醉及疼痛治疗的专业著作比较少。有鉴于此,杨立强、陈雪丽和李水清教授组织同行专家共同翻译了《超声引导下区域麻醉实用指南》一书,为超声引导下区域神经阻滞技术的普及和教学提供了珍贵的参考资料。这本指导手册,麻醉、疼痛医生可以随身携带,同时适合实习医生和规培医生。本书的中文版将成为我国超声麻醉、疼痛领域里一本不可多得的参考书,在超声时代已然来临之际,超声引导下区域神经阻滞已成为麻醉及疼痛医生的必备技能,熟练掌握该技能才能站在学科发展的高地,与时俱进,造福患者!

祝贺《超声引导下区域麻醉实用指南》中文版的出版!

中日友好医院

中文版前言

区域神经阻滞是临床麻醉和疼痛治疗中常用的技术。传统的神经阻滞操作借助的是人体解剖的体表标志,有定位不准确、并发症多等缺点。近年来,超声引导下穿刺技术由于操作灵活、无放射污染、能实时成像等独特优势,广泛应用于区域神经阻滞麻醉和疼痛治疗领域。并且随着超声技术的发展、图像质量的不断提高、新型多功能超声在临床的普及和推广,超声引导下区域阻滞技术也蓬勃发展起来。大量传统的区域神经阻滞技术都可借助超声实现可视化,如超声引导下肌间沟臂丛神经阻滞、腰丛神经阻滞、股神经阻滞、坐骨神经阻滞等。与此同时,借助超声发展出来的全新治疗技术也不断涌现,如腰方肌平面阻滞、胸神经阻滞、竖脊肌平面阻滞等。目前,超声引导技术已广泛用于头颈部、颌面部、上下肢、胸腹壁、颈胸腰骶椎等相关部位的周围神经疼痛诊疗,在临床麻醉和疼痛治疗上取得了良好的临床效果。

近年来,超声引导下椎管内麻醉技术也有了很大进展,超声定位或超声引导实时穿刺用于椎管内麻醉治疗的临床报道也被陆续发表。临床循证医学数据提示,超声引导下阻滞治疗的优势包括:与传统触诊体表解剖标志技术相比,超声的辅助使神经阻滞与局部注射技术更加准确,临床效果更加显著;与放射线和CT引导相比,超声具有无辐射、操作过程实时可见等优势。但也因为超声成像的特点，其对骨组织下结构显示不清，受到部分限制。不过，随着超声设备的进一步发展和改进，以及医生对相关解剖知识的熟练掌握，有可能克服这些局限性。

目前，国内外高水平医疗机构已将超声引导下区域麻醉纳入住院医师培训计划，并认为是必须掌握的麻醉和疼痛治疗的核心技能之一。

《超声引导下区域麻醉实用指南》一书按照解剖学的顺序介绍了几乎所有的区域麻醉阻滞内容，并简要介绍了超声的基础知识，对临床常见的问题具有说明性和问题指向性，以便于读者理解。

在本书即将出版之际，衷心感谢中日友好医院疼痛科樊碧发教授的大力支持，为本书的翻译进行了严谨和专业的指导和把关。特别感谢天津科技翻译出版有限公司的大力支持和鼓励。虽然我们在此书的翻译和审校过程中做了大量细致的工作，努力为大家提供最准确的内容，但因能力和时间有限，难免存在一些不足之处，敬请各位读者谅解和指正。

前　言

近些年,麻醉医生对区域麻醉的兴趣再次高涨。迄今为止,模糊和不确定的阻滞技术已在超声的清晰图像中得到了确认。超声引导下区域麻醉(USRA)在过去10年已成为一项麻醉医生标志性的、有价值的诊疗技术。虽然这些技术很多且很有趣,但我们发现缺乏一本方便的指导手册以供麻醉医生随身携带,并在需要时作为参考。本书的章节简短,具有说明性和问题指向性,非常适合开展区域麻醉临床实践的从业者和实习生。我们按照解剖学的顺序介绍了几乎所有的区域麻醉阻滞内容,并简要介绍了超声的基础知识,以便读者理解。本书还包含USRA的安全性和工效学的章节,这对读者来说非常重要,还有一章是关于本领域最新进展的内容。我们会非常感谢读者的反馈,同时,随着区域麻醉领域的发展,我们也将进行版本更新。欢迎来信告知我们您对本书的喜好或批评,以及本书再版时您想要增加的内容。

Arunangshu Chakraborty

加尔各答,印度

目　录

第1章　超声引导下区域麻醉的基础 ……………………………………1

第2章　上肢区域麻醉 ……………………………………………………24

第3章　下肢神经阻滞 ……………………………………………………61

第4章　躯干神经阻滞 ……………………………………………………104

第5章　中枢神经轴阻滞 …………………………………………………146

第6章　儿科区域麻醉 ……………………………………………………178

第7章　区域麻醉的新进展 ………………………………………………205

第8章　超声引导区域麻醉的安全性和工效学 …………………………224

索引 …………………………………………………………………………239

共同交流探讨
提升专业能力

医学资讯
获取麻醉领域专业信息，有效拓展知识储备。

行业社群
加入本书专属读者社群，交流探讨专业话题。

推荐书单
领取麻醉专业参考书单，精进你的专业能力。

操作步骤指南

微信扫描右方二维码，选取所需资源。如需重复使用，可再次扫码或将其添加到微信"📦收藏"。

扫码添加智能阅读向导
助你实现高效阅读

第1章 超声引导下区域麻醉的基础

Arunangshu Chakraborty，Ipsita Chattopadhyay

1.1 超声的物理学与生理学基础

声波是一种在介质(如空气)中压缩和舒张的波。对于声波传播的影响因素,最重要的是其频率、波长,以及其传播介质本身的性质。

在自然界存在的声波中,人耳能闻及的只有一部分,这部分声波被称为听觉范围。尽管存在个体差异,人类的听觉范围总体上处于20~20 000Hz之间。频率低于20Hz的声波对大多数人来说是无法闻及的,其被称为次声波。另一方面,人耳对频率大于20 000Hz的声波亦无法闻及,其被称为超声波。在动物中,诸如大象等动物可以发出和闻及次声波,这使得它们能进行远距离通信,而蝙蝠和海豚可以发出和接收超声波,这赋予了它们空间定向与导航能力的生存优势。

A. Chakraborty(✉)

Department of Anaesthesia, CC and Pain, Tata Medical Center, Kolkata, India

I. Chattopadhyay

Department of Pain Medicine, R.G. Kar Medical College and Hospital, Kolkata, India

自超声技术在20世纪60年代初出现以来,其在医学影像领域中逐步受到重视与欢迎[1]。受新的科学发现与计算机技术发展的影响,超声技术的演变与进步非常迅速。20世纪90年代超声技术首次在区域麻醉中应用时,其输出的结果是点阵的图表。现在,超声技术为我们带来了便捷反映目标解剖结构的实时图像。与电离辐射成像技术相比,超声波更加安全且便捷。临床超声的副作用几乎可以忽略不计。与基于解剖定位的操作技术相比,麻醉医生的一些操作技术(如血管内置管及区域麻醉)在超声的辅助下会更加安全、可靠[2,3]。

1.2 超声的作用机制

超声的产生是通过将电能转化为机械振动的压电效应(piezo-electric effect,PE)实现的(图1.1)。英文单词piezo起源于希腊文单词"piezein",其含义为"压迫"。PE这一现象是1880年由Pierre Curie在石英晶体中发现的。

当施加变化的电压时,PE材料开始振动,电压的变化频率决定了其产生的声波的频率。当通过"声学耦合"凝胶与皮肤接触时,"换能器"(通常称为"探头")能发出并接收超声波束。

换能器产生的超声波传递到受试者的身体中,其从组织界面反射并再次返回至换能器。这些返回的超声波使换能器内的PE元件振动,产生电压,也就是说,产生与接收超声波的压电晶体是同一块。借由返回信号,由计算机为我们构筑出了超声图像。

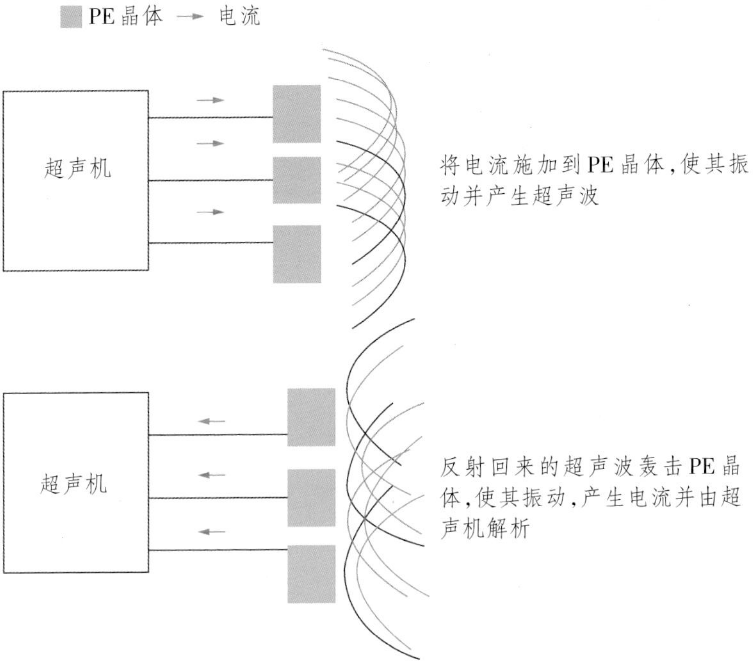
PE晶体 → 电流
超声机
将电流施加到PE晶体,使其振动并产生超声波
超声机
反射回来的超声波轰击PE晶体,使其振动,产生电流并由超声机解析

图1.1 PE将电能转化为机械振动而产生超声波。

随着数字信号处理方法和工具软件的进步,在过去的40年里,超声图像已经从灰阶图像演变为三维图像。

1.3 重要概念[4–6]

声速(c)是指声波穿过介质的速度,其与介质的密度和刚度成正比。

- 声速在固体中最快,在空气中最慢。

人体组织中超声波的平均速度约为1540m/s。

声阻抗是指声速和组织密度的乘积。两个组织之间的声阻抗差异影响回波的大小。

分辨率是指能区分在位置上邻近的两个结构的能力。

分辨率的高低取决于超声波的频率。超声波束的波长与频率成反比。波长越短,分辨率越高。因此,更高的超声波频率带来了更高的图像分辨率。

分辨率可被归类为空间分辨率和时间分辨率。

空间分辨率　是指超声波区分两个邻近物体的能力。空间分辨率有两种类型,即轴(纵)向分辨率和横向分辨率。

轴向分辨率　指能清晰地辨别沿超声波束纵轴下方分布的两个不同结构的能力。轴向分辨率的高低受波束频率的影响(图1.2)。例如,当进行腹壁超声成像时,超声波束依据深度设定,可到达皮肤、皮下组织、腹壁肌肉与筋膜、腹膜及腹腔内容物。良好的分辨率使得分门别类地辨识这些结构成为可能。

横向分辨率　是指区分垂直于纵轴的结构(即侧面的结构)的能力。横向分辨率的高低受波束宽度的影响(图1.3)。例如,当进行腋窝区域的超声扫描时,超声波束必须清楚地区分腋动脉、腋静脉、正中神经、桡神经、尺神经,以及肌肉和筋膜。

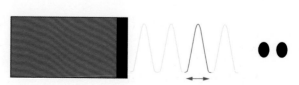

图1.2　轴向分辨率。

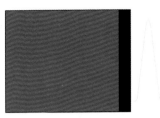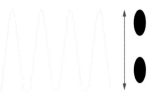

图1.3 横向分辨率。

时间分辨率 英文单词temporal源自拉丁词根"tempus"一词,指时间。时间分辨率是在刹那间精确捕捉运动中的结构的能力,这种能力在心脏成像中具有重要价值。时间分辨率的高低取决于超声设备的运算处理速率及其显示器的刷新率。

1.4 超声波与组织的相互作用

超声波在穿过介质的过程中,受到许多因素的影响。这些因素如下(图1.4):

- 反射。
- 透射。
- 衰减。
- 散射。

1.4.1 反射

反射是指波的一部分能量被送回到能量来源的介质的现象(图1.5)。

与所有电磁波一样,声波也会出现反射现象。一个表面的反射

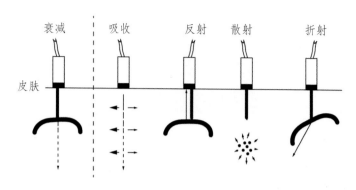

图1.4　超声波与组织的相互作用。

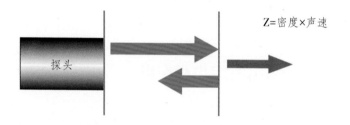

图1.5　反射。

量的多少取决于入射角度及两个介质间阻抗的差异。

如果介质间无阻抗大小差异,则没有回声/反射的发生。与之相反,在肺或骨骼和软组织之间的界面上,介质阻抗间存在明显差距,所以会出现较强的回声。

超声波在组织/液体和气体之间的界面处几乎会被全部反射,因而产生最亮的回声影像。例如,胸膜在正常肺部产生的(明亮)回声。

折射　是指声波在穿过两个介质之间的界面时发生方向改变的现象。这种现象的影像学意义是制造伪影,例如,在超声中可观察到较大血管下方的伪影。

1.4.2　透射

在通过不同的介质时,并非所有波都被反射,一些波会发生透射(图1.6)。透射波通常产生较弱的回声,因此随着深度的增加,超声波的振幅和分辨率会减弱。

1.4.3　衰减

随着穿过人体深度的增加,声波的振幅降低的现象被称为衰减,其产生的原因为声能的丧失。失去的能量被介质吸收,产生热量。能量出现损失,从而产生衰减的现象,这与超声波束的频率直接相关。

因此,频率越高,衰减越多,超声波穿透能力越差。

衰减系数是衡量各组织产生衰减的程度与超声波频率之间关系的参数。在实际应用中,如骨组织具有较高的衰减系数,则在较大程度上阻碍了超声波束的传输。此外,这意味着穿透深度会随着频率的增加而降低。

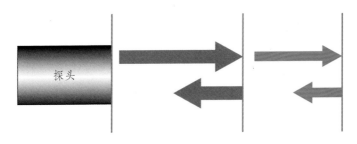

图1.6　波的透射。

1.4.4　散射

是指由于声波与粗糙表面或小的反射面相互作用而引起的多方向的声波重定向(图1.7)。

1.5　回声反射性

超声图像的生成是借由组织将超声波反射回换能器而实现的,这一现象类似于我们在空旷的大厅中听到的回声。组织能生成回声的这一性质称为回声反射性(图1.8与图1.9)。

产生与其周围组织类似回声的组织称为等回声组织;产生较小回声的组织称为低回声组织,如肌肉;产生较多回声的组织称为高回声组织,如筋膜、骨骼及胸膜;不产生或产生极少回声的组织称为无回声组织,如被液体填充的空腔,即血管、胸膜腔等。

1.5.1　成像模式

虽然医用超声最初的模式仅有 A 型,但越来越多的新模式已进入超声模式的序列。区域麻醉中最常用的模式是 B 型(B 型超声,即 B 超),又称二维超声。表1.1汇总了医学影像中超声的成像模式。

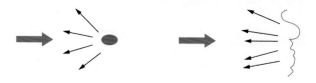

图1.7　散射。

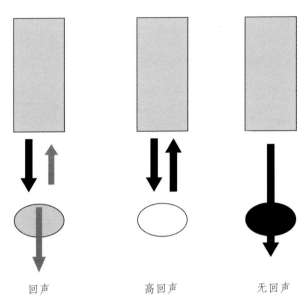

回声　　　　　　　高回声　　　　　　无回声

图1.8　回声的基本表现。

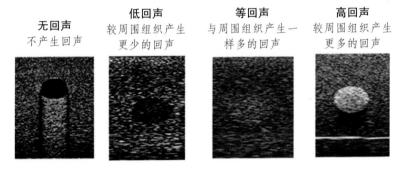

无回声
不产生回声

低回声
较周围组织产生
更少的回声

等回声
与周围组织产生一
样多的回声

高回声
较周围组织产生
更多的回声

图1.9　回声的基本表现:无回声、低回声、等回声和高回声组织。

1.6　换能器

超声换能器通常称为"探头",由操作者手持,并直接与患者接

表1.1　成像模式

A型	A型是最基本的模式,通过单行扫描显示时间轴上的反射声脉冲。这种模式在临床麻醉中不常应用
B型	A型超声的二维版本是麻醉中最常使用的模式。超声波通过一片组织,反射回来的超声波束显示了解剖横断面
M型	该模式可沿着单线扫描检测反射介质的运动,通常与B型超声一起使用,这种模式普遍用于心脏成像观察瓣膜运动
多普勒模式	该模式基于声音源和接收器之间的相对运动而引起的声音频率变化产生的多普勒效应。在这种模式下,当超声波束沿动脉或静脉传播时,反射的声波由于血液的运动而出现多普勒变化
彩色多普勒模式	该模式提供了多普勒频移的颜色编码图像。血流方向取决于朝向或远离换能器的运动方向。按照惯例,选择红色和蓝色以识别血流的方向和速度
能量多普勒模式	比彩色多普勒敏感近5倍,用于更准确地扫描较小的血管。然而,该模式不能反映血流的流速和方向

触。探头是超声机的核心组成部分,发射和接收超声波的PE晶体存于其中。探头的尺寸和形状各式各样,其形状决定视野,而发射出声波的频率决定了图像的分辨率和穿透深度(图1.10)。

线阵探头发出线性阵列的超声波束并产生矩形图像,它通常发出高频的超声波,但穿透力较低。较高的声波频率赋予了线阵探头更高的图像分辨率,并利于较高精度的浅表操作。

凸阵探头发出弧形阵列的超声波束并产生扇形图像。其频率较低,但成像区域更广,深度更深。由于其产生低频的超声波,与线阵探头相比,图像分辨率相对较为低劣、粗糙。然而,对于更深的区域,其是成像与操作的首选。

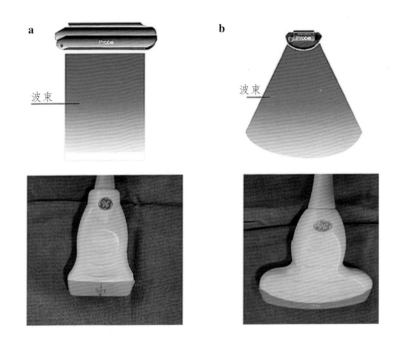

图1.10 (a)线阵探头及其超声波束形态,(b)凸阵探头及其超声波束形态。

1.7 时间增益补偿

时间增益补偿(TGC)是一种由操作者控制的增益技术,以补偿声波在穿过组织过程中发生的衰减。在不同的组织类型中,需要各自手动调整增益程度,以获得最佳的图像优化,便于进行扫描检查与操作。

TGC的控制布局在不同机器中有所差异。滑块是一种较为流行的设计,每个滑块都控制着一定深度的增益,它能为操作者提供均衡的图像(图1.11)。因此,滑块分为近场TGC和远场TGC。

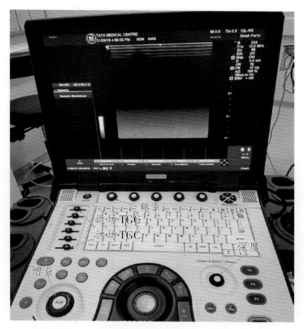

图1.11 标准超声机的TGC控制布局。

1.8 实际操作

学习超声成像基础知识的终极目标是能获得最佳的超声图像。对于图像优化,以下要点应牢记于心[7-9]:

- 探头的频率。

- 深度调整。

- 增益。

- 焦点。

- 复合成像的使用(图1.12)。

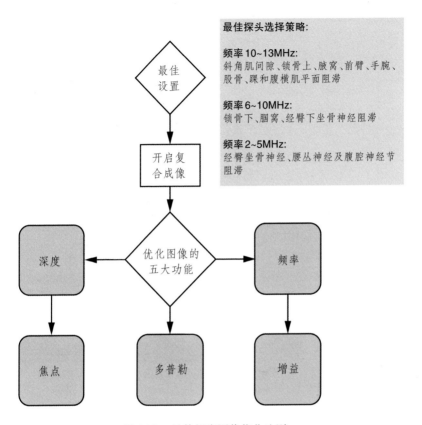

图1.12 最佳超声图像优化法则。

频率 通常选择更高的频率以用于需要更高分辨率的浅表操作。随着频率的降低，以分辨率降低为代价，换取对更深部组织的成像(图1.13)。

深度 必须将图像的深度调整为阻滞靶点或操作区域边界的深度。选择的深度应至少较目标靶点的深度再深入数厘米。如此一来，即使穿刺针过度深入，亦可被观察到。此外，亦可同时观察到邻

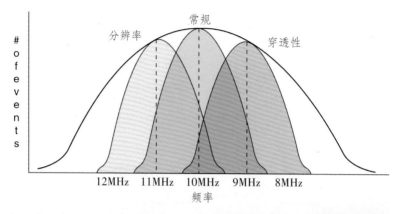

不同频率与带宽的备选探头
分辨率与穿透性均衡

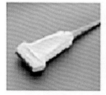
5~10MHz
38mm
线阵探头

5~10MHz
25mm
线阵探头

4~7MHz
11mm
凸阵探头

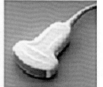
2~5MHz
60mm
凸阵探头

图1.13 频率与各种探头。

近的解剖结构。

减小深度可使图像增大,反之亦然。对于浅表区域,通过降低深度设定,可观察到更多的细节。

增益 增益功能用于提高整体屏幕的亮度。在进行神经阻滞时,使用最佳增益可获得肌肉和结缔组织(筋膜)之间的最佳对比,通常神经产生类似于结缔组织的回声。虽然TGC控件用于调节不同深度的增益,但可使用总体增益按钮调整总增益(图1.14)。

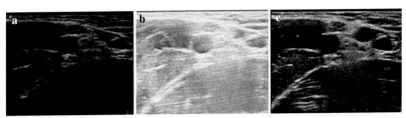

图1.14 增益调节。调节腋下区域超声扫描的增益：(a)低增益、(b)高增益、(c)最佳增益。

焦点 超声图像的焦点是超声波束的最窄点，其是图像分辨率达到最佳的点。现代超声机具有电子对焦功能。将焦点置于待观察对象的水平或略下方可获得最佳质量的图像。

超声机控制台(图1.15)包含用于调节所有上述参数(如频率、深度、焦点等)的按钮和滑块。操作者必须熟悉控制台，以获得最佳图像，并能存储和检索图像。

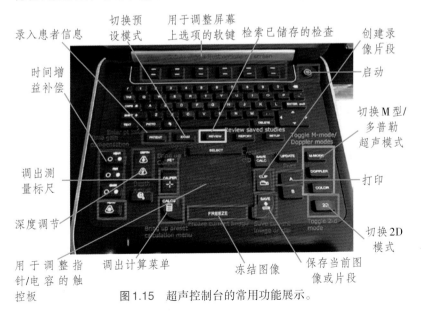

图1.15 超声控制台的常用功能展示。

1.9　复合成像

复合成像是指将多个共面图像(空间复合)与从多频谱(频率复合)获得的图像组合以形成单个图像。这一功能能降低伪影和噪点,提高分辨率[10](图1.16)。

1.10　超声探头操纵技巧:PART策略

即使在优化图像设置之后,也可能无法获得最佳图像。为此,需

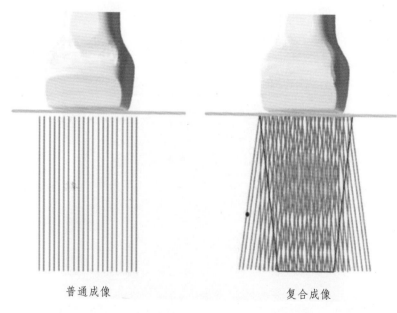

普通成像　　　　　　　　　　复合成像

图1.16　复合成像将多个共面图像与从多个频谱获得的图像组合以形成单个图像。

要一些人工握持和操纵超声探头的技巧(图1.17)。

压力 通过将温和的压力施加于探头,使皮下脂肪移位,获得更好的图像。

对准 需要将探头置于合适的方向,以获得满足临床需求的图像。例如,横向握持探头用于TAP阻滞,而纵向用于SAP阻滞。

旋转 可能需要稍微旋转探头以使目标结构和穿刺针完美地对齐。例如,锁骨上入路臂丛神经阻滞,探头需要略微向外旋转。

倾斜 为获得理想图像,可能需要轻微地将探头向头侧、尾侧、外侧、内侧或其他角度倾斜。由于神经纤维的走行特点,一些神经在不同角度超声图像上的表现有所不同,并且需要倾斜一定的角度来使超声波束垂直于目标横断面,以获得最佳成像效果。组织的这种特性称为各向异性,例如,在进行锁骨上入路臂丛神经阻滞时需将探头向尾侧倾斜。

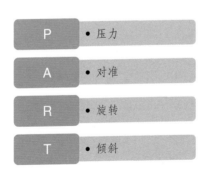

图1.17 获取最佳图像的PART策略。

1.11　进针技术

超声波束以直线行进，类似于一个薄的平面，垂直于探头。穿刺针的可视化取决于其与超声波束的重合情况[11,12]。

1.11.1　平面内

穿刺针平行于探头。针体和尖端都是可视的（图1.18和图1.19）。

示例：腋路阻滞。

这种方法较为安全且易于学习，但在更深的区域中实施的难度较高。穿刺针可视化的质量取决于针的进入角度。角度越平坦（锐角），图像越好。为了到达更深的目标，需要更接近垂直的角度，这种情况使得平面内技术对穿刺针的可视化难以实现。

1.11.2　平面外

穿刺针垂直于探头放置。在这种方法中，针尖可能难以准确定位，建议使用具有回声尖端的穿刺针。因为针尖时常无法被观察到，所以在进针过程中观察组织的移位是非常重要的。

对于如颈内静脉置管等的浅表操作，平面外技术是评估目标的深度和规划进针点、进针角度，以及超声探头的倾斜角度的良好方法。对于更深的结构，可使用1~2mL生理盐水进行水分离来辅助定位针尖。

通过神经刺激和局部麻醉药（简称"局麻药"）的扩散形式来证实

穿刺针与神经发生了接触。

例如,股神经阻滞、血管挤压(图1.20)。

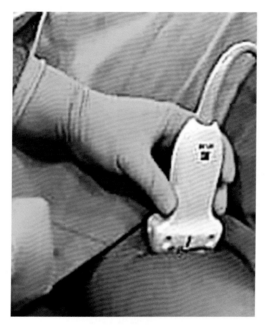

图1.18 平面内进针技术。

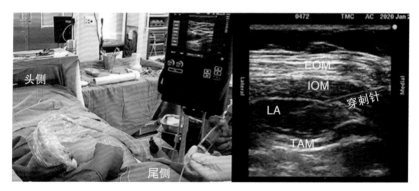

图1.19 平面内进针技术。注意时刻将针体及其尖端同时完整地呈现在图像中。EOM,外斜肌;IOM,内斜肌;TAM,腹横肌。

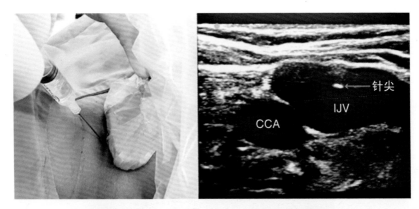

图1.20　平面外技术颈内静脉（IJV）置管：左图显示探头的握持手法，针与探头成直角从平面外刺入；右侧超声图像显示声学解剖图像中针尖表现为高回声亮斑。颈总动脉（CCA）位于IJV内侧。

1.12　生物学效应与安全性

在超声波的应用过程中，可通过热能与非热能机制产生生物学效应。组织吸收超声波而产生热量，产生的热量与超声强度、频率和持续时间成正比。

超声机会显示两个标准指数（图1.21）。

热指数（TI）　其计算方法是探头发出的声能除以预计可使组织温度上升1℃的能量。

机械指数（MI）　其计算方法是峰值稀释压力除以脉冲带宽的中心频率的平方根。热能和机械危害的相对可能性分别由TI和MI表示。TI或MI>1.0是危险的。

在现代超声机中保存并分类了不同的组织和检查设置，以帮助

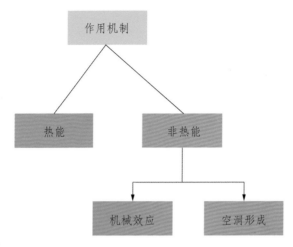

图 1.21 生物学效应与安全性。

成像及减少这些生物学效应。例如,眼科模式是低功率设置,在检查眼睛的同时不会导致眼部敏感组织如视网膜等的损伤。

伪影 伪影是由于高反射性的组织界面产生的虚假图像。伪影有各种类型,如彗星尾伪影、镜像伪影等。

一些伪影具有误导性,而有些伪影是有积极作用的。肺超声伪影,例如,A 线和 B 线是具有确诊意义的,可用于临床疾病的诊疗。

这些伪影在超声教科书中有详细描述。

1.13 阻滞要点

超声物理学知识是优化超声图像所必需的,切记如下关键点:

- 选用适宜的探头。
- 增益设置。

- 深度设置。

- 组织回声的特点。

- 超声伪影。

为了获取最佳成像,调整探头的压力,对准、旋转和倾斜探头(PART策略)是非常重要的。

当穿刺针与超声波探头成锐角时,更多的超声波可从穿刺针反射回来,因而此时穿刺针的图像较为理想。角度越陡直,穿刺针的可见度越差。当穿刺针与超声探头相平行时,即穿刺针垂直于超声波束时,可获得最佳穿刺针图像。

对于更深的目标组织结构的操作,从距离超声探头边缘2~3cm处进针,可在穿刺针与探头间形成一个锐角。

(杨立强　岳剑宁 译)

参考文献

1. Marhofer P, Chan VW. Ultrasound-guided regional anesthesia: current concepts and future trends. Anesth Analg. 2007;104:1265–9.
2. Neal JM, Brull R, Chan VW, Grant SA, Horn JL, Liu SS, et al. The ASRA evidence-based medicine assessment of ultrasound-guided regional anesthesia and pain medicine. Executive summary. Reg Anesth Pain Med. 2010;35:S1–9.
3. Cory PC. Concerns regarding ultrasound-guided regional anesthesia. Anesthesiology. 2009;111:1167–8.
4. Brull R, Macfarlane AJ, Tse CC. Practical knobology for ultrasound-guided regional anesthesia. Reg Anesth Pain Med. 2010;35:S68–73.
5. Merritt CR. Physics of ultrasound. In: Rumack CM, Wilson SR, Charboneau JA, editors. Diagnostic ultrasound. 3rd ed. St. Louis: Elsevier Mosby; 2005.
6. Sites BD, Brull R, Chan VW, Spence BC, Gallagher J, Beach ML, et al. Artifacts and pitfall errors associated with ultrasound-guided regional anesthesia. Part II: A pictorial approach to understanding and avoidance. Reg Anesth Pain Med. 2007;32:419–33.
7. Bigeleisen PE, editor. Ultrasound-guided regional anesthesia and pain medicine. London: Lippincott Williams and Wilkins; 2010.
8. Pollard BA, Chan VW. Introductory curriculum for ultrasound-guided regional anesthesia. Toronto: University of Toronto Press; 2009.

9. Tsui BC. Atlas of ultrasound and nerve stimulation-guided regional anesthesia. New York: Springer Science+Business Media; 2007.
10. Brian DS, Macfarlane AJ, Sites VR, Chan VW, Brull R, et al. Clinical sonopathology for the regional anesthesiologist. Reg Anesth Pain Med. 2010;35:272–89.
11. Maecken T, Zenz M, Grau T. Ultrasound characteristics of needles for regional anesthesia. Reg Anesth Pain Med. 2007;32:440–7.
12. Pollard BA. New model for learning ultrasound-guided needle to target localization. Reg Anesth Pain Med. 2008;33:360–2.

第2章 上肢区域麻醉

Arunangshu Chakraborty，Anshuman Sarkar

2.1 引言

　　锁骨上和腋窝水平的臂丛神经阻滞是应用最早的区域麻醉技术之一。一次完善的臂丛神经阻滞能带来肌松状态下的手术麻醉和可靠的术后镇痛。随着超声的应用，上肢阻滞变得更加可预测、可靠且安全。本章我们按顺序介绍每种阻滞技术，并列举它们在临床中的应用。在进行阻滞前记住下面的解剖标志和结构非常重要。

　　解剖　　除了上臂内侧的一小部分区域（由起自T2肋间神经的肋间臂神经支配）及肩上部[由锁骨上神经(C3-4)支配]之外，上肢主要由臂丛神经(BrP)的分支支配。在决定进行阻滞时，一定要明确皮肤的神经支配可能与肌肉或骨骼的神经支配并不相同。因此，为了成功完成区域麻醉，应学习相应的皮节、肌节和骨节分布（图2.1至图2.3）。

A. Chakraborty(✉)

Department of Anaesthesia, CC and Pain, Tata Medical Center, Kolkata, India

A. Sarkar

Tata Medical Center, Kolkata, India

e-mail: anshuman.sarkar@tmckolkata.com

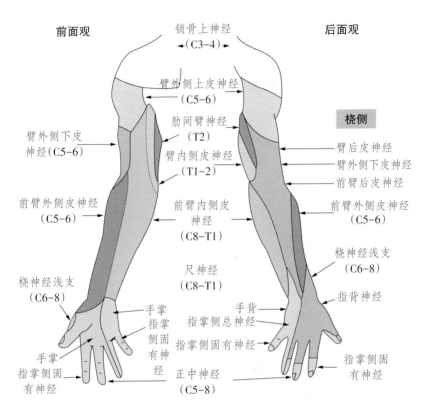

图 2.1　上肢皮肤的神经支配（皮节）。这是对维基公开文件的数字化润色的渲染版本。URL: https://en.wikipedia.org/wiki/File:Gray812and814.svg. Digitally modified by Dr. Arunangshu Chakraborty

　　臂丛神经由脊神经 C5–T1 的前支组成（图 2.2）。有时 C4（前置型）或 T2（后置型）也可能参与臂丛的组成。C5 和 C6 神经根共同形成臂丛上干，C7 继续走行为中干，C8 和 T1 共同形成下干。然后每个神经干分为前股和后股。上干和中干的前股联合形成外侧束，下干的前股继续走行成为内侧束，上干、中干、下干的后股联合形成后束。臂丛神经的根、干、股、束再继续发出相应的外周神经（表 2.1）。

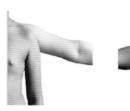

肩外展：三角肌中
部（C5）

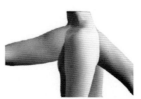

肩前屈：三角肌前
部（C5）
肩后伸：三角肌后部
（C6、7、8）

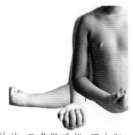

肩外旋：三角肌后部、冈上肌、
小圆肌（C5）
肩内旋：三角肌前部、肩胛下
肌、胸大肌、小圆肌、背阔肌
（C5-8）

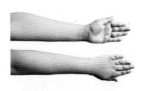

前臂旋后：C6
旋前：C7-8

手指屈伸：C7、8

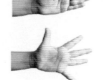

手指内收外展：T1

图2.2　上肢肌肉的神经支配（肌节）。

在腋窝中，外侧束和内侧束联合形成正中神经，正中神经是上肢最重要的神经，后束继续走行成为桡神经，内侧束形成尺神经。

肌间沟阻滞是臂丛神经最高位（最近端）的阻滞，它阻滞的是神经干，通常是上干和中干。在进行神经阻滞时，要记住这一解剖结构。肌间沟阻滞可能对C5神经根发出的分支（如肩胛背神经）及臂丛下干支配区无效。类似地，锁骨上血管周围入路阻滞的是臂丛的股，对肩胛背神经、锁骨下神经和肩胛上神经无效。腋路阻滞对神经根、干、股水平发出的分支均无效（图2.4）。

臂丛神经阻滞的一个重要且常见的并发症是由膈神经阻滞引起的膈肌麻痹。膈神经（C3-5）位于前斜角肌（ASM）的前方，从前斜角肌

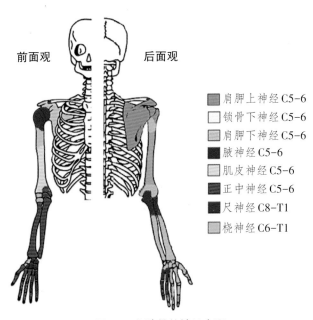

前面观　后面观

- 肩胛上神经 C5-6
- 锁骨下神经 C5-6
- 肩胛下神经 C5-6
- 腋神经 C5-6
- 肌皮神经 C5-6
- 正中神经 C5-6
- 尺神经 C8-T1
- 桡神经 C6-T1

图2.3　上肢骨的神经支配。

表2.1　臂丛神经分支

臂丛神经的特定区域	臂丛神经发出的分支
神经根	支配颈长肌的神经（C5-8）
	支配斜角肌的神经（C5-8）
	支配菱形肌的神经（C5）
	支配前锯肌的神经（C5-7）
	参与形成膈神经（C5）
神经干	支配锁骨下肌的神经（C5,6）
	肩胛上神经（C5,6）
外侧束	胸外侧神经（C5-7）
	肌皮神经（C5-7）
	正中神经外侧头（C6,7）

（待续）

表2.1(续)

臂丛神经的特定区域	臂丛神经发出的分支
内侧束	胸内侧神经(C8,T1)
	臂内侧皮神经(C8,T1)
	前臂内侧皮神经(C8,T1)
	正中神经内侧头(C8,T1)
	尺神经(C7-8,T1)
后束	上肩胛下神经(C5,6)
	支配背阔肌的神经(胸背神经)(C6-8)
	下肩胛下神经(C5,6)
	腋神经(C5,6)
	桡神经(C5-8,T1)

的外缘走行到内缘,最终沿锁骨下动、静脉之间进入胸腔,肌间沟阻滞时即使是少量局麻药注射在C5/C6水平也会影响膈神经。即使采用锁骨上血管周围入路,膈肌麻痹的发生率依然高达约67%。锁骨下入路降低了膈肌麻痹的发生率,但该方法操作难度大,并有引发气胸的风险。从避免膈肌麻痹的角度来看,腋路阻滞可能是最安全的,但它通常不能阻滞桡神经、后束分支及肌皮神经,因此不适用于肘部或肘部以上手术的麻醉。最近报道的一种技术——肋锁间隙入路进行臂丛神经阻滞,相比锁骨上血管周围入路,其能在提供优异镇痛效果的同时,减少膈神经阻滞的发生率。然而,与锁骨上或锁骨下技术不同,肋锁间隙阻滞需在超声引导下才能完成(图2.5)。

阻滞要点

● 颈椎虽然只有7节(C1-7),但有8个颈神经C1-8。除C8外,所有颈神经均从相应椎体上方发出,而C8神经从C7椎体下方发出。在

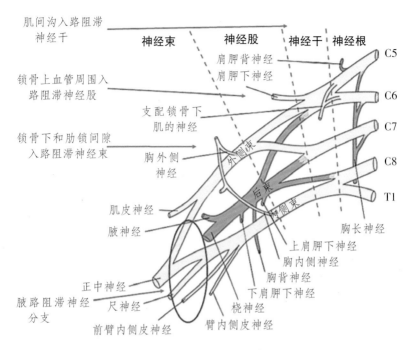

肌间沟入路阻滞
神经干

神经束　　　神经股　　神经干 神经根

肩胛背神经　　　　　　　　C5

锁骨上血管周围入　　　肩胛下神经
路阻滞神经股　　　　　　　　　　　　C6

支配锁骨下
肌的神经　　　　　　　　　C7

锁骨下和肋锁间隙
入路阻滞神经束　　　胸外侧　　外侧束
神经　　　　　　　　　C8

后束

肌皮神经　　　　　　　　　内侧束　　T1

腋神经

胸长神经

上肩胛下神经

胸内侧神经

正中神经　　　　　　　　　　胸背神经

腋路阻滞神经　　　　　　　　下肩胛下神经
分支　　　　　尺神经　　　桡神经

前臂内侧皮神经　　臂内侧皮神经

图2.4　臂丛神经的构成和阻滞水平。这是对维基公开文件的数字化润色的渲染版本。URL: https://en. wikipedia. org/wiki/File: Brachial_plexus_2. svg. Digitally modified by Dr. Arunangshu Chakraborty. Original image description: Anterior view of right brachial plexus. Illustration. Modified by Mattopaedia on 02-Jan-2006 from the 1918 Edition of Gray's Anatomy.Original unmodified image sourced from http://www. bartleby.com/107. Migrated to vector (.svg) image on 11-November-2009 by Captainn00dle. Simplified image on 30-November-2009 by MissMJ

脊柱的其他节段,脊神经从其同节段椎体下方发出。

●臂丛神经的锁骨上分支起自颈部的臂丛神经根和神经干,但臂丛的主要分布区是由其锁骨下分支发出的神经支配的。

阻滞所需设备

●带有高频线阵探头的超声设备。

- 局麻药（LA）。

- 100mm，22G，短斜面，超声用神经刺激针。

- 周围神经刺激器。

- 注射器。

- 探头套。

- 耦合剂。

- 无菌单和皮肤消毒液。

- 无菌5%葡萄糖溶液。

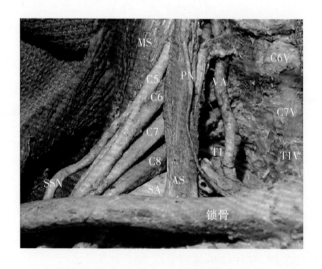

图2.5　臂丛神经尸体解剖：注意C5-8神经根，暴露于C7和T1椎体水平的椎动脉（VA），前（AS）和中（MS）斜角肌形成的斜角肌肌间沟是臂丛神经的出口和解剖标志。可见肩胛上神经（SSN）起自臂丛上干。锁骨下动脉（SA）位于锁骨和前斜角肌的深处。如图所示，臂丛神经阻滞的血管周围入路位于动脉的外侧。膈神经位于前斜角肌的前方，因此最容易受到斜角肌肌间沟入路臂丛神经阻滞的影响，极少受到腋路阻滞的影响。

2.2　阻滞技术

2.2.1　斜角肌肌间沟阻滞

患者体位　患者头转向对侧,手臂内收(图2.6),也可采用沙滩椅体位。头部抬高可提高患者的舒适度,并改善颈静脉回流,从而减少出血。

扫描技术　超声探头横向置于C6横突上方,通常位于环状软骨水平。从内向外扫查时,可看到环状软骨、甲状腺、颈总动脉、颈内静脉、前斜角肌、颈神经根、中斜角肌等结构(图2.7)。略向尾侧倾斜探头可改善神经根的横断面图像。很容易观察到C5、C6和C7神经根从相应椎体横突前后结节之间的结节间沟中发出。C6的前结节大于后结节,是其典型特征。C5上方椎体横突的前结节通常小于后结节,在C7水平以下,前结节不存在,并且可看到椎动脉。但从C6水平开始,椎动脉进入横突孔。C5、C6和C7神经根在同一平面内整齐排列,使得臂丛神经看起来像一个"交通灯"(图2.8)。

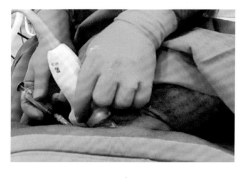

图2.6　斜角肌肌间沟阻滞时的患者体位和探头位置。

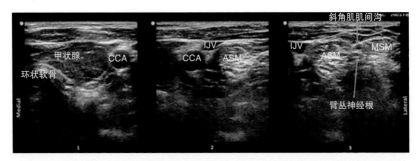

图2.7 斜角肌肌间沟阻滞的超声扫描:扫描开始时先从内侧找到颈总动脉(CCA)这一容易辨识的标志物,再向外侧进行扫查,识别颈内静脉(IJV)、前斜角肌(ASM)和中斜角肌(MSM)。在这两块斜角肌之间可以看到斜角肌肌间沟和臂丛神经根。

注射目标 此阻滞技术的目标是在位于前、中斜角肌之间的臂丛神经周围注射局麻药。在超声下可实时观察局麻药在神经根周围的扩散情况。在定位神经根之后,可在C5浅面、C5和C6之间或C6深面注射局麻药。为避免出现神经内注射,最好不要在C6和C7之间注射。

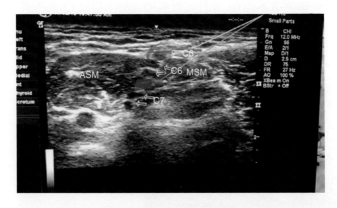

图2.8 斜角肌肌间沟区域的超声解剖:注意在前斜角肌(ASM)和中斜角肌(MSM)之间的肌间沟内,有形似"交通灯"的臂丛神经根。箭头表示针的轨迹。

阻滞技术 在消毒铺巾之后,用超声扫查该区域以识别解剖结构。在进针点注射1~2mL局麻药。通常从颈外侧向中线方向进行平面内穿刺。穿刺进椎前筋膜后出现"突破感",在这里注射1~2mL局麻药以便于进一步进针。如果采用平面外入路,穿刺针沿探头中点稍偏向尾侧垂直进针。应注意针尖不要太靠近神经根,因为如果注射太靠近横突孔,可能会因压力效应造成神经损伤。10~15mL局麻药通常足以充分阻滞臂丛神经,在C6水平的斜角肌肌间沟中单次注射通常即可完成阻滞。对于肘关节周围或者肘以下手术,可尝试进行C8-T1水平的远端注射。最好将药物注射到神经表面,位置过深可能导致神经束间或神经内注射。注射时应注意注射阻力,阻力过大表明针尖可能位于神经内部。由于该区域密布血管,反复回吸和2~3mL分次给药有助于避免血管内注射。

提示与技巧 如果难以定位斜角肌肌间沟区域,可从横突和神经根开始追踪至斜角肌肌间沟或者从锁骨上向回扫查,在锁骨上部位臂丛神经看上去就像"一串葡萄"。通常以C5-6神经干水平为注射靶点。向神经干远端进行充分的追踪有助于辨认神经干的分支,这些分支常常容易被误认为是独立的神经干。

阻滞要点

- 斜角肌肌间沟阻滞有时可引起霍纳综合征,其特征为瞳孔缩小、上睑下垂和少汗。这种情况通常是短暂的,无须治疗。

- 斜角肌肌间沟阻滞后常见膈神经阻滞引起的同侧膈肌麻痹。有呼吸系统并发症的患者可能需要给氧。不应进行双侧肌间沟阻滞,中重度慢性阻塞性肺疾病(COPD)患者应避免进行斜角肌肌间沟阻滞。

● 选择性臂丛上干阻滞仅针对C5和C6神经根进行阻滞,对于不需要阻断尺神经的肩部手术很有用。

2.2.2　锁骨上血管周围入路

患者体位　类似于斜角肌肌间沟阻滞,患者仰卧,头转向对侧,手臂内收。在肩下方放置沙袋或海绵垫,或者要求患者用手去摸同侧膝盖,这些可使解剖标志更显著,使臂丛神经的超声成像更清晰。

扫描技术　从C6-7水平的颈总动脉处开始扫描。在确定颈总动脉后,将超声探头向外侧移动,辨认颈内静脉、胸锁乳突肌、前斜角肌等结构,以及肌间沟内的臂丛神经根。到达肌间沟后,将探头向尾侧倾斜,以便超声波束"看起来进入了胸腔"。在这个位置,臂丛神经看起来像是"一串葡萄",位于锁骨下动脉外侧、中斜角肌内侧。臂丛神经下方可见第1肋和胸膜(图2.9)。

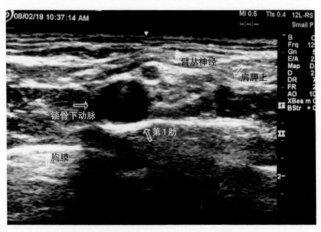

图2.9　锁骨上臂丛神经的超声解剖。

阻滞技术 在消毒铺巾之后,用超声扫查该区域以识别解剖结构,并辨认胸膜、锁骨下动脉等危险区域。在进针点注射1~2mL局麻药。从颈外侧向内侧进行超声平面内穿刺,如果采用平面外入路,穿刺针则沿探头中点稍偏向尾侧垂直进针。由于靠近胸膜顶,平面外入路有较高的气胸风险,不建议初学者使用。理想情况下,先在臂丛神经的6点钟位进行注射,然后在12点钟位注射。注射10~15mL局麻药后,可看到药液以典型的"甜甜圈"征环绕臂丛神经(图2.10)。

为了防止气胸,穿刺时保持第1肋和胸膜时刻可见是非常重要的。

注射阻力大表明针尖位于神经内部。由于该区域密布血管,反复回吸和2~3mL分次给药有助于避免血管内注射。

适应证 上臂、肘部、前臂和手部的手术。

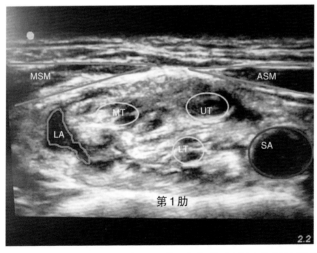

图2.10 锁骨上血管周围臂丛神经阻滞:注意臂丛神经内侧的锁骨下动脉(SA)、前斜角肌(ASM)和外侧的中斜角肌,可分为上干(UT)、中干(MT)和下干(LT)。注意局麻药(LA)在臂丛神经周围扩散。

2.2.3 锁骨下入路

体位 患者仰卧,同侧上臂外展,并且肘部弯曲90°,应该注意不要过度外展。手臂应该放在带衬垫的臂板上。操作者应站在患者的头端,超声机器放在臂板远端,面向麻醉医生。外展上肢,可将锁骨上提,并使神经束更靠近皮肤(图2.11)。

解剖标志 喙突。

超声解剖标志 重要的超声解剖标志物如下:

- 腋动脉的第二段。
- 腋动脉内侧的静脉。
- 胸大肌。
- 胸小肌。

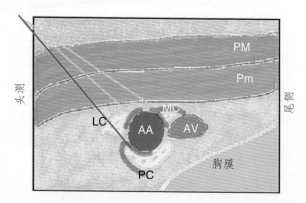

图2.11 锁骨下阻滞的解剖学基础:注意重要的解剖标志。AA,腋动脉;AV,腋静脉;PM,胸大肌;Pm,胸小肌;LC,臂丛外侧束;MC,臂丛内侧束;PC,臂丛后束。蓝线表示进针路线,虚线表示穿刺针调整方向。局麻药应包绕腋动脉(蓝色区域)以确保阻滞完善。

技术 摆好患者体位、消毒铺巾之后,连接 ASA 标准手术监护设备并开放静脉通路。超声探头呈旁矢状位放置在锁骨下方的喙突内侧。在扫描定位期间,重要的是识别胸大肌、胸小肌、腋动脉(用彩色多普勒确认显示搏动血流)、腋静脉(用探头确认可压缩性,彩色多普勒显示连续血流)和单独的神经束。将腋动脉看作是时钟的表盘:外侧束通常位于 10 点钟至 8 点钟位置之间,后束位于 7 点钟至 4 点钟位置之间,内侧束在动、静脉之间,位于 2 点钟位置。可能需要增加扫描深度以识别胸膜,向内侧扫描亦有助于识别。穿刺针应从头侧进行平面内穿刺,保证穿刺针的全长始终可见。

● 初步目标是将针尖置于腋动脉后方以阻滞后束,不要将神经束与动脉后方的回声增强相混淆。仔细回吸后,注射 1~2mL 的 5% 葡萄糖进行水分离,并通过神经刺激器确认穿刺针位置正确。此后分次注射小剂量局麻药,可观察到动脉周围局麻药呈 U 形分布。神经在局麻药的低回声背景下清晰可见。注射总剂量为 25~30mL。如果局麻药扩散不理想,则分别在外侧束和内侧束附近继续进行注射。

● 退针并重新定位外侧束和内侧束。在阻滞内侧束时要小心,因为它位于动、静脉之间,很难找到安全的穿刺路径。

● 在留意注射阻力的同时,应间断回吸并分次少量注药(图 2.12 和图 2.13)。

适应证 上臂、肘部、前臂和手部的手术。

阻滞要点

● 由于胸肌提供良好的固定作用,锁骨下入路是放置导管连续阻滞的理想选择。

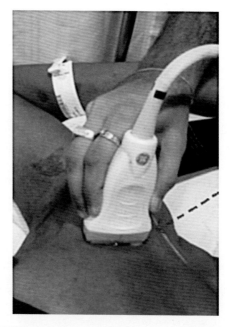

图2.12 锁骨下阻滞的患者体位和超声探头位置。红色箭头表示进针点和穿刺方向。

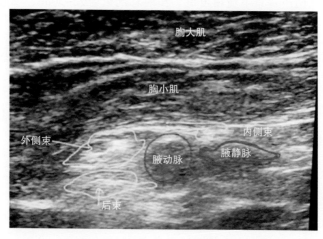

图2.13 锁骨下阻滞的超声解剖。

● 阻滞区域位于深处,需要向深部进针。针的可视化可能具有挑战性。

● 锁骨和超声探头之间的穿刺空间有限。

● 如果在穿刺过程中未正确辨识胸膜,可能会发生气胸。

● 膈神经麻痹虽然少于锁骨上或肌间沟入路,但依然有可能发生。低局麻药容量的精准阻滞可降低膈神经受累的风险。

2.2.4 肋锁间隙阻滞

肋锁间隙阻滞(CCB)是锁骨下阻滞的一种变体。与在锁骨下窝外侧(神经束位于深处并彼此分开)阻滞不同,在肋锁间隙,神经束的解剖位置固定,并且在腋动脉的外侧聚集在一起,因此单次注射局麻药就足够了。

体位 患者仰卧,同侧上臂外展,并且肘部弯曲90°,应注意不要过度外展。手臂应该放在带衬垫的臂板上。操作者应站在患者的头端,超声机器放在臂板远端,面向麻醉医生(图2.14)。

解剖标志 锁骨中点。

超声解剖标志

● 腋动脉的第一段。

● 腋动脉内侧的腋静脉。

● 锁骨下肌和胸大肌(图2.15和图2.16)。

技术 摆好患者体位、消毒铺巾之后,连接 ASA 标准手术监护设备,并且开放静脉通路。超声探头横向放置在锁骨中点下方,轻度头倾。进行术野的注射前扫描以识别腋动脉(用彩色多普勒确认显示搏

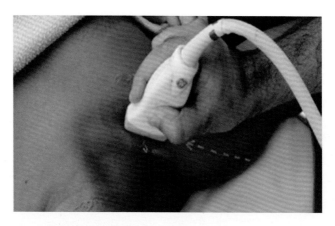

图2.14　肋锁间隙阻滞的定位。虚线箭头表示进针点和穿刺方向。

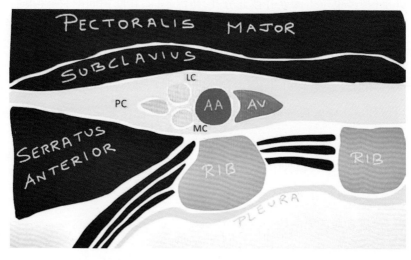

图2.15　肋锁间隙阻滞的解剖。LC,外侧束;PC,后束;MC,内侧束;AA,腋动脉;AV,腋静脉;RIB,肋骨;PLEVRA,胸膜;PECTORALIS MAJOR,胸大肌;SUBCLAVIUS,锁骨下肌;SERRATUS ANTERIOR,前锯肌。

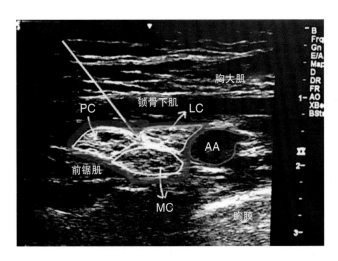

图2.16 超声引导下肋锁间隙阻滞:箭头代表穿刺路径,局麻药扩散范围为散布在臂丛神经束周围的蓝色区域,外侧束(LC)、内侧束(MC)和后束(PC)聚集在一起,位于腋动脉(AA)外侧。

动血流)、腋静脉(用探头确认可压缩性,彩色多普勒显示连续血流),神经束聚集在动脉外侧,胸膜显示为一条高回声亮线,随着呼吸移动。穿刺针从外侧进行平面内穿刺,穿刺过程中穿刺针的全长应始终可见。

向神经簇的中心方向进针,并注入1~2mL的5%右旋葡萄糖用于水分离。神经刺激器也可用来确认位置。分次注射小剂量局麻药,观察动脉外侧神经束周围的药物是均匀分布的。在留意注射阻力的同时,应间断回吸并分次少量注射约20mL的局麻药。

适应证 上臂、肘部、前臂和手部的手术。

阻滞要点

● 单次注射进行肋锁间隙阻滞。

● 麻醉起效是快速且可预测的。

- 如果在进针过程中胸膜未被正确显示和识别,可能会发生气胸。
- 可能发生膈神经麻痹,但发生率低于锁骨上阻滞。

2.2.5　腋路阻滞

腋路阻滞是臂丛神经阻滞最远端的入路,也是最容易执行和最安全的。臂丛神经阻滞无论是体表标记法还是超声引导都是最早经此入路开始的。它仍然是最受麻醉医生喜欢的方式。

体位　患者平卧,同侧手臂外展,肘部屈曲呈90°。应注意不要过度外展手臂。将手臂放在有衬垫的臂板上。操作者应在患者的头端,超声机器放在臂板远端,并面向操作者(图2.17)。

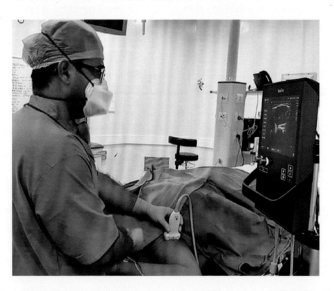

图2.17　腋路阻滞体位:患者平卧,右肩外展,肘关节屈曲,手臂外旋。注意,在右侧麻醉时,麻醉医生站在头端,将超声屏幕放在尾端。为了达到最佳人体工程学水平,操作台的高度要调整到腰部水平。麻醉医生的头、穿刺针、超声探头和显示器在一条直线上。

解剖标志 胸大肌在肱骨的止点。

超声解剖标志 以下是重要的超声解剖标志：

●腋动脉。

●内侧的腋静脉。

●大圆肌和背阔肌的联合腱。

●肱二头肌和喙肱肌（图2.18和图2.19）。

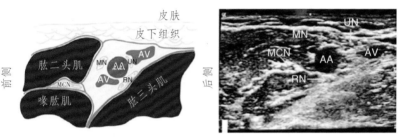

图2.18 腋路阻滞解剖：AA，腋动脉；AV，腋静脉；MCN，肌皮神经；MN，正中神经；RN，桡神经；UN，尺神经。

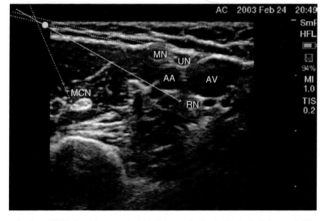

图2.19 腋路阻滞技术：箭头为穿刺针轨迹，虚线为腋动脉外侧肌皮神经（MCN）阻滞所需的调针方向。AA，腋动脉；AV，腋静脉；MN，正中神经；RN，桡神经；UN，尺神经。

　　阻滞技术　摆好患者体位、消毒铺巾之后,连接 ASA 标准手术监护设备并开放静脉通路。超声探头横向放置于胸大肌止点的远端。进行术野的注射前扫描以识别腋动脉(用彩色多普勒确认显示为搏动血流)、腋静脉(用探头确认可压缩性,彩色多普勒显示为连续血流)确认联合肌腱,在腋动脉下方、肌腱上方注射局麻药可阻滞桡神经。辨别神经——将腋动脉想象为一个表盘:正中神经位于10点钟到1点钟位置,桡神经位于7点钟到4点钟位置,尺神经位于动、静脉之间的2点钟位置。肌皮神经通常独立存在,位于动脉前外侧、肱二头肌和喙肱肌之间,是这个区域回声最高的组织。穿刺针从外侧进入。先引导穿刺针至腋动脉后方阻滞桡神经,避免将神经和桡动脉后方伪影相混淆。回吸无血后注射 1~2mL 5% 的葡萄糖进行水分离,可通过神经刺激确认穿刺针位置。然后注射少量局麻药使得动脉上浮,神经在液体环境中变得更加显著,注射 5~7mL 局麻药。退出穿刺针,调整方向后阻滞正中神经和尺神经,每根神经周围注射 5mL 局麻药。阻滞尺神经时需要小心,因其位于动、静脉之间。良好的扫描平面对于引导穿刺来说非常重要。阻滞桡神经时药液呈 U 形扩散,尺神经常被同时阻滞。退针之前在肌皮神经周围注射 5mL 局麻药。这根神经经常是无法区分的,可在阻滞正中神经的同时将其阻滞。间断地回吸和注射少量药物以判断阻力是非常重要的。

　　适应证　肘关节、前臂和手部手术。

　　阻滞要点

● 腋路阻滞是臂丛神经阻滞最简单的方法,目标结构很容易辨别,也很表浅。

- 阻滞最安全,没有气胸或膈神经麻痹的风险。

- 动脉穿刺伤容易控制,可向肱骨骨面压迫止血。

- 作为臂丛神经阻滞的最远入路,不适合肩部和上臂的手术麻醉。

- 腋静脉可压扁,即使超声引导下也容易发生穿刺损伤或局麻药中毒。

2.2.6 上肢远端阻滞或补救阻滞

锁骨上入路臂丛神经阻滞被称为"上肢的脊髓",因为其阻滞效果很明显。当然其他入路也可能完全阻滞,比如肌间沟入路、肋锁入路或其他入路。即使使用超声引导技术、拥有丰富的麻醉经验,有时也会发生部分皮节/肌节/骨节的阻滞不全,所以在手术开始前或全麻前,谨慎的做法是检查一下皮节/肌节/骨节平面。

如果出现阻滞不全,麻醉医生有两个选择:一是全麻或多模式麻醉,以避免术中或术后疼痛;二是"补救阻滞"。

"补救阻滞"是指臂丛神经阻滞以后某个神经出现阻滞不全而进行的远端麻醉。

本部分中,我们将讲述上肢神经的远端麻醉,作为臂丛神经阻滞的一种补充手段。

2.2.6.1 肋间臂神经阻滞

C2 神经根发出第 2 肋间神经,然后发出肋间臂神经,支配上臂的内侧面。从其起源就会发现它并不属于臂丛神经,所以臂丛神经阻滞并不能阻滞该神经,因此将其定为"补救阻滞"。如果手术涉及上臂内侧则必须阻滞该神经,或为了缓解上臂止血带导致的疼痛。

技术　在腋窝皱褶处注射5mL局麻药使得皮肤隆起范围达到大约2英寸(1英寸≈2.54cm)可阻滞肋间臂神经。使用皮下穿刺针,要不断回吸以避免注射药物入血(图2.20)。

肌皮神经　肌皮神经支配喙肱肌、肱二头肌和肱肌的大部分。它的末梢分支为前臂外侧皮神经,支配前臂外侧的感觉。此外,肌皮神经还发出关节支支配肘关节和肱骨。锁骨上入路和锁骨下入路臂丛神经阻滞可覆盖该神经。腋路阻滞容易造成肌皮神经阻滞不全。

阻滞技术　肌皮神经通常独立存在,位于动脉的前面和外侧、肱二头肌和喙肱肌之间,是该区域最大的结构。在肱骨中段,肌皮神经表现为高回声的梭形或卵圆形结构,位于肱骨表面0.5~1cm、肱二头肌和喙肱肌之间。上臂外展,超声探头放置于肱骨中上1/3。穿刺

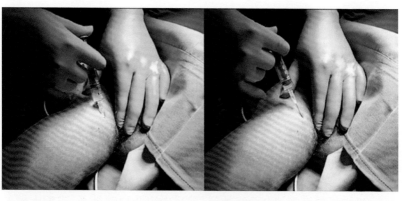

肋间臂神经阻滞:用25G穿刺针在上臂内侧距腋窝皱褶约3cm处注射5mL局麻药。

图2.20　肋间臂神经阻滞技术。

针采用平面内法从外向内穿刺,通常5~7mL局麻药就可阻滞该神经(图2.21)。

2.2.6.2 肘关节水平阻滞

在没有超声的时代,肘关节水平的神经阻滞是非常困难的,耗时长,患者体验差。解剖上肘关节水平的神经被骨组织或肌腱组织包绕,所以更容易损伤神经,因此这种阻滞并不常用。即使表浅的尺神经阻滞也由于神经卡压风险高而很少进行。但超声的出现改变了这一现状,在超声引导下可清楚地显示并阻滞这些神经(图2.22)。

桡神经、肌皮神经、正中神经、尺神经都可在肘关节附近被阻滞。

正中神经阻滞

正中神经被称为"手的眼睛",其支配前臂的屈肌群和旋前肌,除了由尺神经支配的尺侧腕屈肌和部分指深屈肌,其还支配大鱼际肌和内侧的两块蚓状肌。其位于肱动脉内侧。

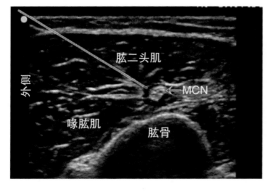

图2.21 上臂中部的肌皮神经(MCN)阻滞。

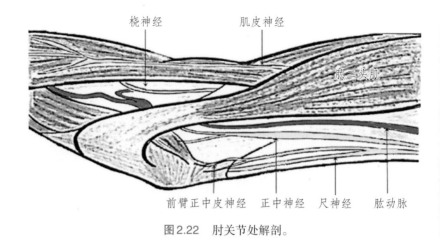

桡神经　　　　　　肌皮神经

肱三头肌

前臂正中皮神经　　正中神经　　尺神经　　肱动脉

图2.22　肘关节处解剖。

阻滞技术　患者仰卧,患侧上肢外展,掌心向上,固定于扶手上。皮肤消毒后将探头放置于肘横纹上2~3cm、肱动脉表面。正中神经位于肱动脉内侧。一般注射4~5mL局麻药阻滞该神经(图2.23和图2.24)。

桡神经阻滞

桡神经阻滞的部位通常选择在肘关节水平以上,然后分为深支和浅支。

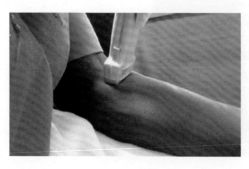

图2.23　肘关节水平的正中神经位置。

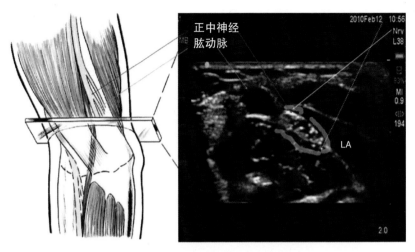

图2.24 正中神经阻滞:解剖和超声解剖。

阻滞技术 患者取卧位,患侧上肢外展,掌心向下,固定于扶手上。或者也可将手臂置于患者的腹部,肘关节轻度屈曲。皮肤消毒后将探头放置于肘横纹上方3~4cm、伸肌总腱和肱二头肌之间。最好能将超声和神经刺激器联合使用以确认神经。探头可以上下滑动以使图像更加清晰。一般注射5mL局麻药阻滞该神经(图2.25)。

阻滞要点 在肘横纹上方桡神经分出浅支(感觉)和深支(运动)。发出分支以后的桡神经在前臂是不太容易辨别的,所以在肘横纹上注射药物可同时阻滞深支和浅支。

尺神经阻滞

尺神经位于肘横纹上方2~3cm、肘关节的后内侧,很容易辨别,表现为强回声的蜂巢样结构。在上臂筋膜深面、肱三头肌表面可找到该神经。可向远端追踪至尺神经沟,表现为圆形的低回声结构进入

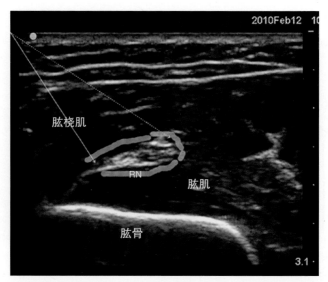

图 2.25　肘关节处的桡神经阻滞:RN,桡神经;箭头为穿刺针方向,虚线箭头是调针方向。

骨性的尺神经沟内,然后在尺侧腕屈肌深面进入前臂。向近端滑动探头可追踪尺神经在上臂内侧走行至腋窝。

　　阻滞技术　患者取卧位,患侧上肢外展,肘关节屈曲,固定于扶手上。皮肤消毒后将探头放置于肘横纹上方 2~3cm 或肱骨内上髁后内侧。尺神经位于肱骨表面 1cm 左右,从探头两侧进针均可阻滞该神经。注射 5mL 左右局麻药,结合神经刺激器会使阻滞更加可靠(图2.26)。

2.2.7　腕关节处的补救阻滞

　　正中神经支配桡侧 3 个半手指的掌侧及背侧的远端。桡神经支

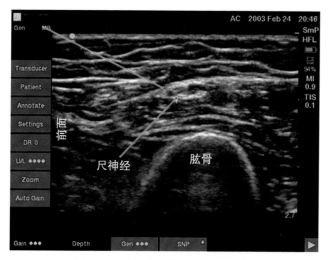

图2.26 肘关节近端的尺神经阻滞。

配桡侧3个半手指的背侧,尺神经支配小指和环指的尺侧面(图2.1)。在超声引导下这3个神经都可以在腕关节处进行阻滞[1-7](图2.27)。

2.2.7.1 正中神经阻滞

正中神经在肘关节处位于肱动脉内侧,然后在前臂中间指浅屈肌深面走行至腕关节。由于肌肉在腕关节处移行为较窄的肌腱,神经逐渐变浅,直到腕管屈肌支持带深面,与指深屈肌、指浅屈肌和拇长屈肌伴行。线阵探头在腕横纹上横向扫描会发现一堆高回声结构,其中就有正中神经。在此位置很容易将神经与肌腱混淆,所以建议将探头向上滑动5~10cm来确定神经的位置。肌腱会在图像中消失,只剩肌肉和神经,然后缓慢回到腕关节。其实在很多情况下在小臂中段做正中神经阻滞更简单,因为神经更容易辨别。

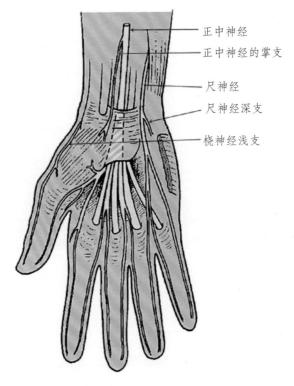

正中神经

正中神经的掌支

尺神经

尺神经深支

桡神经浅支

图2.27　腕关节解剖。

　　阻滞技术　掌心向上,皮肤消毒。可用平面内法或平面外法阻滞正中神经。3~4mL局麻药即可完成阻滞。建议结合神经刺激器来确认神经(图2.28)。

2.2.7.2　桡神经阻滞

　　桡神经位于桡动脉的桡侧、屈肌支持带下方、桡骨头的内侧。

　　阻滞技术　掌心向上,皮肤消毒。建议由外向内平面内穿刺,避免损伤桡动脉。平面外法也可。3~4mL局麻药即可完成阻滞。建议结合神经刺激器来确认神经(图2.29)。

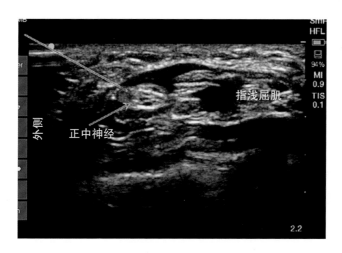

图2.28 腕关节处正中神经阻滞的超声图像。穿刺针从外向内穿刺。

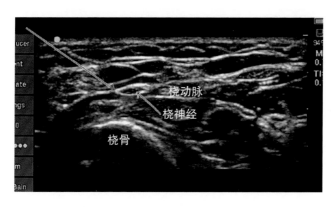

图2.29 腕关节处桡神经阻滞的超声图像。桡神经位于桡动脉桡侧。平面内方法穿刺针从桡侧进针。

2.2.7.3　尺神经阻滞

尺神经位于尺动脉的尺侧、屈肌支持带下方、尺骨外侧。

阻滞技术　掌心向上,皮肤消毒。由内向外平面内进针避免损伤尺动脉。局麻药在尺侧腕屈肌和指深屈肌之间扩散。3~4mL局麻药即可完成阻滞。建议结合神经刺激器来确认神经(图2.30)。

阻滞要点

● 腕关节神经阻滞可单纯麻醉手部和手指,而不麻醉上肢。

● 腕关节处三面被骨质包裹。因此超声引导下神经阻滞在腕横纹上5~10cm处,有更大空间可供调整。

● 除了作为麻醉手段外,也有报道应用肉毒素治疗多汗症。

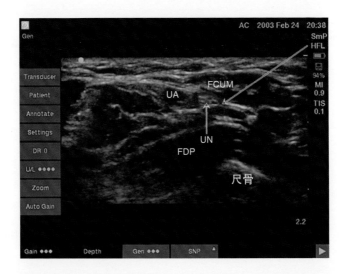

图2.30　腕部尺神经阻滞的超声影像。尺神经(UN)位于尺动脉(UA)的尺侧。穿刺针从尺侧平面内进针。FDP,指深屈肌;FCUM,尺侧腕屈肌。

2.2.8 肩关节手术的区域麻醉

肩关节手术的麻醉可通过单纯区域麻醉或者结合全身麻醉实现有效的术后镇痛。我们必须熟悉肩关节的解剖,包括皮节、肌节和骨节(图2.1至图2.4)。肩部及其周围的颈胸部皮肤感觉支配来自锁骨上神经(C3-4),发自颈浅丛。肌肉主要来自臂丛的后束支配,骨骼由锁骨下神经、肩胛上神经、腋神经支配,肱骨上端一小部分由桡神经支配(表2.2)。

肩关节手术的麻醉方法主要有:肌间沟神经阻滞包括锁骨上神经阻滞、锁骨周围神经阻滞+选择性锁骨上神经阻滞或开放手术时局麻药浸润。

术前讨论手术方法有助于决定神经阻滞的程度。肩关节后方穿刺往往需要补救阻滞,而且单纯区域麻醉效果有限。肩周炎的手法康复需要非常深的区域麻醉和运动神经阻滞,需要在治疗前认真评估患者能否配合。

肌间沟置管持续阻滞可做到有效的术后镇痛,需要在术前放置好并固定在术野外。导管移位的发生率很高,需要重视缝合导管转换口、固定装置、耐水贴膜的质量、术后要缓慢揭除手术贴膜等情况。平面内穿刺和平面外穿刺效果类似。

2.2.9 颈浅丛阻滞

颈浅丛(SCP)位于胸锁乳突肌外侧的中段。它的位置取决于颈外静脉绕过胸锁乳突肌的位置。它发出分支支配头部、颈部和前胸

表2.2　肩关节神经支配

区域	神经	阻滞方法
皮肤	锁骨上神经(C3-4)	颈浅丛阻滞,锁骨上皮肤浸润
肌肉		
胸大肌 胸小肌	胸外侧神经(C5-7)和胸内侧神经(C8-T1),分别来自臂丛的后束和内侧束	臂丛神经阻滞,锁骨上/锁骨下血管周围阻滞胸神经优于肌间沟入路
锁骨下肌	锁骨下肌神经(C5-6)来自臂丛的上干	肌间沟阻滞
前锯肌	胸长神经(C5-7)	臂丛的上干阻滞可包括胸长神经,通常是不需要的
背阔肌	胸背神经	血管周围臂丛神经阻滞
三角肌	腋神经(C5-6)	肌间沟阻滞
冈上肌	肩胛上神经(C4-6)	肌间沟阻滞,上干阻滞
冈下肌	肩胛上神经(C4-6)	
大圆肌	肩胛下神经(C6-7)	肌间沟阻滞,上干阻滞
小圆肌	腋神经(C5-6)	臂丛神经阻滞
肩胛下肌	肩胛下上下神经(C5-7)	肌间沟阻滞,上干阻滞
骨/骨膜		
肩胛骨:前面	肩胛下神经(C5-7)	肌间沟阻滞,上干阻滞
肩胛骨:后面,包括肱骨干上端	肩胛上神经(C4-6)	
锁骨	锁骨下肌神经(C5-6)	臂丛神经阻滞
肱骨前面	腋神经(C5-6)	臂丛神经阻滞

部,直到第2肋。借助超声可容易地进行阻滞。

体位　患者仰卧,头偏向健侧(图2.31)。

技术　消毒后,将探头横向放置于颈部,平对环状软骨,辨别重要标志物,如颈总动脉、颈内静脉。胸锁乳突肌是颈内静脉表面的肥大肌肉。向外移动探头寻找胸锁乳突肌的外侧缘。颈浅丛在此表现为蜂巢样组织,位于胸锁乳突肌外缘深部。穿刺针平面内由外向内进针至胸锁乳突肌和椎前筋膜之间。通过注射生理盐水确认针尖位置。一般需要5~7mL局麻药来阻滞该神经。

适应证

● 肩部手术,与血管周围臂丛神经阻滞相结合。

● 颈前部手术如甲状腺切除术、颈动脉内膜剥脱术等。

阻滞要点　超声引导下颈浅丛阻滞,也称为颈中间丛神经阻滞。

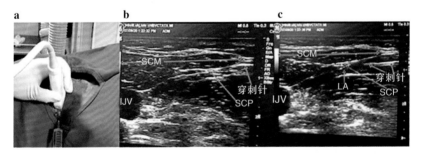

图2.31　颈浅丛阻滞:患者仰卧,头偏向健侧(a),穿刺针由外向内进针。通常用标准的皮下穿刺针。重要的标志物(b)有颈内静脉(IJV)和胸锁乳突肌(SCM)。穿刺针位于胸锁乳突肌外侧下缘。颈浅丛(SCP)表现为蜂巢样结构,位于胸锁乳突肌下缘。水分离确定穿刺针位置(c),注射局麻药达到神经阻滞目的。

2.2.10　星状神经节阻滞

星状神经节是由颈下交感神经节和第1胸交感神经节融合而成的,位于C7横突和第1肋骨颈前方,肺尖后内侧。负责中继上肢的交感神经系统和心丛。

阻滞适应证　星状神经节阻滞适用于上肢的血供障碍和神经损伤类疾病的诊断和治疗,包括:

- 反应性交感神经萎缩。
- 灼性神经痛。
- 复杂性区域疼痛综合征 I 型或 II 型。
- 带状疱疹累及头部、颈部、上臂或上胸部。
- 幻肢痛。

星状神经节阻滞也可用于治疗难治性室上性心动过速。

它可抑制交感神经功能紊乱,改善过度应激状态和无法放松的情况,从而缓解创伤后抑郁。

技术　患者仰卧,头转向对侧。传统的星状神经节阻滞通过体表定位法,常借助透视技术,包括触摸环状软骨、C6横突。用示指和中指将颈动脉和胸锁乳突肌向外分离,垂直进针至横突根部。回抽无血后在椎前筋膜深部、颈长肌表面注射7mL局麻药。可借助透视技术排除肌内注射(对比剂不扩散)和血管内注射(对比剂随血流快速扩散)。如果位置正确,那么对比剂应该沿颈长肌和椎前筋膜之间的颈交感神经链扩散。

超声引导技术可避免血管内注射和胸膜损伤,使得阻滞更加安全。用高频探头代替手指放置于C6水平,将颈动脉向外挤压,气管向内挤压。用25G穿刺针平面内由内向外进针至颈长肌中间。针尖突破椎前筋膜正好位于颈长肌表面。通过水分离来确认针尖位置。缓慢注射10mL局麻药,注意回抽。

也可采用外侧入路,患者侧卧,通过颈下垫枕使颈部伸展(图2.32)。使用高频探头横向放置于C6水平,辨别外侧的C6横突和内侧的颈总动脉。从外向内平面内进针穿过椎前筋膜到达颈长肌表面,注射10mL局麻药,注意回抽[8]。

外侧入路更加安全,可避免损伤椎动脉、甲状腺、迷走神经、胸导管和食管。患者舒适度也更好。

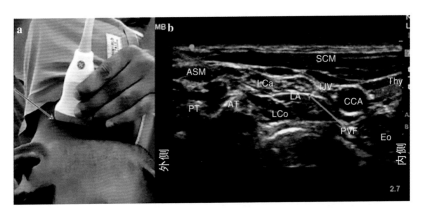

图2.32 外侧入路的星状神经节阻滞:(a)患者体位,(b)超声解剖。箭头为穿刺针轨迹。AT,前结节;PT,后结节;ASM,前斜角肌;LCa,头长肌;LCo,颈长肌;SCM,胸锁乳突肌;LA,局麻药;PVF,椎前筋膜;CCA,颈总动脉;Thy,甲状腺;Eo,食管。注意被压扁的颈内静脉(IJV)。

　　致谢：Amit Dikshit 博士收集补救阻滞图片，Rajendra Sahoo 博士收集星状神经节阻滞图片。

（杨立强　王琦　王小平　译）

参考文献

1. Olea E, Fondarella A, Sánchez C, Iriarte I, Almeida MV, Martínez de Salinas A. Bloqueo de los nervios periféricos a nivel de la muñeca guiado por ecografía para el tratamiento de la hiperhidrosis idiopática palmar con toxina botulínica [Ultrasound-guided peripheral nerve block at wrist level for the treatment of idiopathic palmar hyperhidrosis with botulinum toxin]. Rev Esp Anestesiol Reanim. 2013;60:571–5.
2. Bajaj S, Pattamapaspong N, Middleton W, Teefey S. Ultrasound of the hand and wrist. J Hand Surg Am. 2009;34:759–60.
3. Heinemeyer O, Reimers CD. Ultrasound of radial, ulnar, median and sciatic nerves in healthy subjects and patients with hereditary motor and sensory neuropathies. Ultrasound Med Biol. 1999;25:481–5.
4. Kiely PD, O'Farrell D, Riordan J, Harmon D. The use of ultrasound-guided hematoma blocks in wrist fractures. J Clin Anesth. 2009;21:540–2.
5. Liebmann O, Price D, Mills C, et al. Feasibility of forearm ultrasonography guided nerve blocks of the radial, ulnar, and median nerves for hand procedures in the emergency department. Ann Emerg Med. 2006;48:558–62.
6. Macaire P, Singelyn F, Narchi P, Paqueron X. Ultrasound- or nerve stimulation guided wrist blocks for carpal tunnel release: a randomized prospective comparative study. Reg Anesth Pain Med. 2008;33:363–8.
7. McCartney CJL, Xu D, Constantinescu C, et al. Ultrasound examination of peripheral nerves in the forearm. Reg Anesth Pain Med. 2007;32:434–9.
8. Peng PW, Narouze S. Ultrasound-guided interventional procedures in pain medicine: a review of anatomy, sonoanatomy, and procedures: Part I: Nonaxial structures. Reg Anesth Pain Med. 2009;34:458–74.

第3章 下肢神经阻滞

Sudhakar Subramani，Sangini Punia

3.1 引言

越来越多的下肢神经阻滞技术被用于下肢手术并改善术后镇痛。下肢神经阻滞技术在预防截肢术导致的慢性疼痛中也发挥着重要作用[1]。此外，下肢的区域麻醉技术被证明安全性高，是多模式麻醉技术的重要组成部分[2]。在资源匮乏的情况下，面对具有多种严重并发症的患者，区域麻醉技术可帮助减少/消除气管插管相关并发症和全身麻醉对心血管系统的抑制作用。在本章中，我们将讨论下肢的解剖和神经支配，以及常见的下肢神经（近端到远端）阻滞（表3.1）。

3.2 下肢解剖和神经支配

下肢神经支配：腰丛主要支配前侧，骶丛主要支配后侧。我们将

S. Subramani(⊠)·S. Punia

Department of Anesthesia, University of Iowa, Iowa City, IA, USA

e-mail: Sudhakar-subramani@uiowa.edu; Sangini-punia@uiowa.edu

表3.1 不同解剖部位的下肢神经阻滞

解剖部位	神经阻滞方式	麻醉区域
腰椎旁	腰丛	大腿前侧、内侧;小腿前侧、内侧;踝关节
臀部	坐骨神经 • 臀下入路 • 骶旁入路 • 经典入路 • 前方入路	大腿和小腿后侧;大部分足部区域
	股神经	大腿前侧;膝关节
	3合1阻滞/髂筋膜阻滞 • 股神经、闭孔神经和 股外侧皮神经	大腿前侧、内侧和外侧;膝关节
大腿	坐骨神经 • 腘窝入路	膝关节、小腿、足部
	隐神经 • 收肌管	膝关节、小腿和足内侧
小腿	隐神经	小腿和足内侧
足	踝神经阻滞	足前部和脚趾

通过对神经解剖的描述,加深读者对下肢神经阻滞的理解。

3.2.1 腰丛

腰丛源自L1-4脊神经的前支,位于腰大肌内。腰丛形成多种外周神经,沿后腹壁向下延伸至其支配区域。腰丛的相关分支包括股外侧皮神经、股神经和闭孔神经。此外,腰丛还包括髂腹下神经(支配臀后外侧皮肤感觉)、髂腹股沟神经(支配大腿前、内侧上方的皮肤感觉)和生殖股神经(为股神经分支,其支配大腿前上部皮肤感觉,如图3.1所示)。

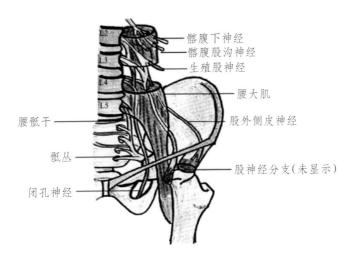

图3.1　腰丛的形成和走行。

髂腹下神经
髂腹股沟神经
生殖股神经
腰大肌
股外侧皮神经
股神经分支(未显示)
腰骶干
骶丛
闭孔神经

股外侧皮神经——源自L2和L3神经根

股外侧皮神经是一种感觉神经,经腹股沟韧带的外侧进入大腿外侧区域。其支配从腹股沟韧带到膝盖的大腿前外侧的皮肤感觉。该神经可单独阻滞或使用髂筋膜阻滞(3合1阻滞),用于髋部骨折或髋关节手术患者的麻醉和镇痛。

闭孔神经——源自L2-4神经根

闭孔神经是一种感觉和运动混合神经,在腰大肌内下降并在其内侧缘穿出。神经在骨盆后部与髂血管伴行,并向髂骨闭孔走行。进入闭孔,闭孔神经在大腿内侧发出前支和后支[3]。闭孔神经支配大腿内侧皮肤感觉,并支配大腿内侧的大部分肌肉(闭孔外肌、耻骨肌、长收肌、短收肌、大收肌和股薄肌)运动。该神经可单独阻滞或是使用髂筋膜阻滞(3合1阻滞),用于髋关节手术的麻醉和镇痛。

股神经——源自L2-4神经根

股神经是一种感觉和运动混合神经,支配大腿前部的皮肤感觉。股神经的一个分支——隐神经支配小腿内侧皮肤感觉。股神经支配大腿前部的肌肉(耻骨肌、缝匠肌和股四头肌)。在骨盆中,股神经还支配髂肌。该神经可单独阻滞(最常见)或是使用髂筋膜阻滞(3合1阻滞)(图3.2)。

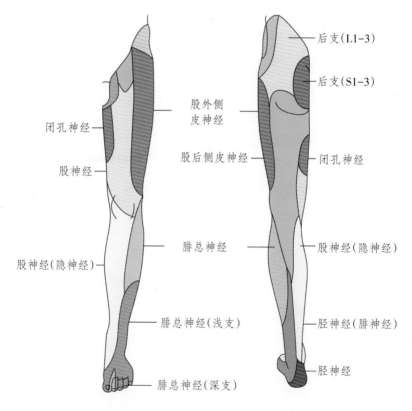

图3.2　下肢感觉分布图。

3.2.2 骶丛

骶丛由S1-4神经根的前支组成,L4和L5神经根也参与其中。骶丛位于梨状肌的前方,支配大腿的后部及小腿和足部的大部分区域。骶丛发出5个主要神经分支。图3.3显示骶丛在盆腔内走行,图3.4显示骶丛在下肢的神经走行。

臀上神经——源自L4、L5和S1神经根

穿出坐骨大孔离开骨盆,与同名动脉和静脉伴行。支配臀小肌、臀中肌和阔筋膜张肌。

臀下神经——源自L5、S1和S2神经根

穿出坐骨大孔离开骨盆,在臀上神经下方延伸。支配臀大肌。

坐骨神经——源自L4、L5、S1、S2和S3神经根

该神经支配大腿后部、小腿和足部的大部分感觉和运动神经。

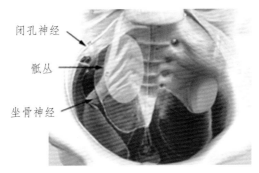

图3.3 骶丛的形成。(http://www.dontbeasalmon.net/archives/2010/05/anatomy-the-lum.html S. Subramani and S. Punia)

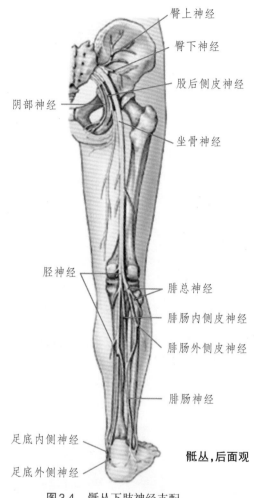

臀上神经

臀下神经

股后侧皮神经

坐骨神经

阴部神经

胫神经

腓总神经

腓肠内侧皮神经

腓肠外侧皮神经

腓肠神经

足底内侧神经

足底外侧神经

骶丛,后面观

图3.4 骶丛下肢神经支配。

L4–S3脊神经的前支在椎体附近汇聚而成。坐骨神经穿出坐骨大孔离开骨盆,下降至大腿后方,支配股二头肌、大收肌、半腱肌和半膜肌外侧。进入腘窝之前,分为两个主要分支,即胫神经和腓总神经[4]。胫神经支配小腿外侧、足外侧和足底皮肤感觉,并支配小腿后侧和足底的所有肌肉。图3.5显示足部的神经分布（足部手术进行神经阻滞时尤为重要）。腓总神经支配小腿外侧和足背的皮肤感觉，并支配股二头肌的短头，小腿前、外侧的所有肌肉，以及足部的趾短伸肌运动。

坐骨神经分支变异性大。一项针对140具尸体下肢的研究发现，58%的坐骨神经在腘窝内分开，31%的坐骨神经在大腿上1/3处分开，约9%在臀部梨状肌附近分叉[5]。这种解剖变异可能会影响外科医生和麻醉医生的临床决策。在决定区域麻醉和选择合适的周围神经阻滞技术时，识别解剖变异非常重要。

股后皮神经——源自S1-3神经根

穿出坐骨大孔，离开骨盆，在臀大肌下方走行。支配会阴、大腿后侧皮肤感觉。

骶丛的其他神经

这些小神经大多数直接支配下肢肌肉，分别支配闭孔内肌、梨状

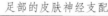

足部的皮肤神经支配

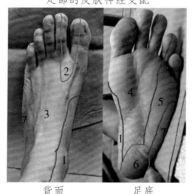

1-隐神经
2-腓深神经
3-腓浅神经
4-足底内侧神经
5-足底外侧神经
6-胫神经跟骨支
7-腓肠神经

背面　　　　足底

图3.5　脚踝和足部的感觉神经支配。

肌和股四头肌运动,并支配臀下区的皮肤感觉[6]。

3.2.3　腰丛神经阻滞或腰大肌肌间沟阻滞

适应证　该阻滞的难点是让药液充分扩散至腰丛所有神经根。阻滞成功后,可用于股骨骨折、髋关节手术,以及大腿和膝关节前部手术后的麻醉和镇痛。但考虑大腿和小腿后侧的神经支配源自骶丛,单纯腰丛神经阻滞难以实现充分麻醉。腰丛神经阻滞后,除感觉丧失之外,还会导致阻滞区域运动无力。与脊椎麻醉相比,它的优势在于对交感神经阻滞影响较小[7]。

体位　患者取侧卧位,患侧朝上(图3.6)。

解剖技术　重要体表标志:中线(棘突)和髂嵴上缘。髂嵴上缘引一垂线与中线(棘突)垂直相交。在交点处沿垂线向患侧旁开

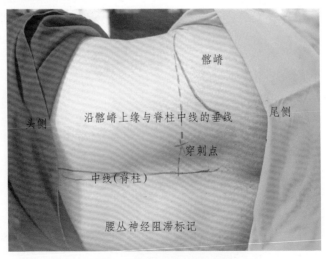

图3.6　侧卧位腰丛神经阻滞。

4cm,此为穿刺点。穿刺时,穿刺针连接神经刺激器(>1mA)。当针刺入时,第一次肌肉抽动为椎旁肌肉的局部收缩。继续进针,直到同侧股四头肌收缩。此时,电流降低到0.5~0.8mA,股四头肌保持持续收缩。回抽无血后,缓慢注射局麻药。30~35mL局麻药有利于药液充分扩散。

超声引导技术 超声引导可减少并发症并提高阻滞的准确性[8]。但该部位解剖位置较深,超声引导具有一定的难度。扇形(低频)探头具有更好的组织穿透能力。腰丛在超声影像中不易识别。但在某些患者中,它可表现为腰大肌内的低回声结构。注射局麻药包裹神经丛后有助于提高神经丛回声。

患者取侧卧位,患侧朝上。将超声探头置于阻滞侧L3和L4水平的旁正中矢状面。最佳超声图像:显示腰椎横突形成的腰椎"三叉戟"结构(图3.7)。目的:将穿刺针(从探头尾侧穿刺)穿刺至腰大肌的背侧,如监测到股四头肌收缩且回抽无血后,缓慢注射局麻药,并实时观察局麻药的扩散情况。在注射过程中和注射后,药液的包裹有助于神经丛显影。

腰丛神经阻滞并发症包括鞘内/硬膜外注射、血管内注射(上升的腰动脉和静脉位于腰大肌平面)、腰大肌血肿和腹膜后血肿。在抗凝治疗的患者中,血肿更常见[9]。

3.2.3.1 临床意义

对于接受抗凝治疗或术后即刻需要抗凝治疗的患者,腰丛神经阻滞的风险可能大于获益。已有腹膜后血肿的报道[10]。与脊椎麻醉

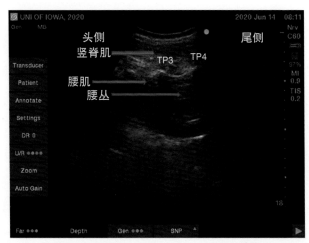

图3.7   腰丛超声成像:腰椎"三叉戟"结构。

相比,腰丛神经阻滞对血流动力学的稳定性和行走能力影响较小,尿潴留发生率低[11,12]。一项对50例患者进行的随机对照试验发现,动态连续腰丛神经阻滞可将髋关节置换术后的出院时间缩短38%[12]。但对于股骨转子手术,股神经阻滞与脊椎麻醉相结合,其麻醉镇痛及安全性方面与腰丛神经阻滞相似。总体而言,脊椎麻醉和股神经阻滞联合可产生更有效、更长时间的麻醉和镇痛效果[13]。

3.2.4   3合1阻滞或髂筋膜阻滞

适应证   类似于腰丛神经阻滞,适用于包括髋部、大腿前侧和外侧及膝关节手术的镇痛。同时阻滞股神经、股外侧皮神经和闭孔神经,但不阻滞坐骨神经。与腰丛神经阻滞相比,难度较小。

体位   患者取仰卧位,阻滞侧下肢伸直。髋关节轻微外展和(或)外旋,便于暴露腹股沟。阻滞侧膝关节可弯曲(小于90°),呈"蛙腿"姿势,舒适度更佳。

解剖技术　髂筋膜阻滞是将大量局麻药注射至髂筋膜间隙(靠近股神经)。注射液会扩散至股外侧皮神经和闭孔神经(两者均在髂筋膜内走行)。该阻滞的标记是腹股沟韧带、髂前上棘和耻骨结节。将髂前上棘和耻骨结节做一连线,分为三等份(图3.8)。穿刺点选择:连线外1/3处向尾侧旁开1cm。当针穿过浅筋膜和髂筋膜时,会感觉到两次"啪"的声音。穿刺进入髂筋膜后,回抽无血,注射30~40mL局麻药。阻滞成功与否取决于局麻药是否充分扩散。

腹股沟上超声引导技术　目标是将局麻药扩散至髂筋膜内的股神经、股外侧皮神经和闭孔神经。患者取仰卧位,阻滞侧下肢伸直,髋关节轻微外展和(或)外旋,高频(线阵)超声探头放置在髂前上棘(短轴位)(图3.9)。向内侧滑动探头将显示"领结"征(图3.10)。深回旋髂动脉(color模式下帮助定位)位于髂筋膜表面。使用平面内方法,从探头尾端穿刺,针尖位于髂筋膜下方。超声引导下注射麻醉药30~40mL。

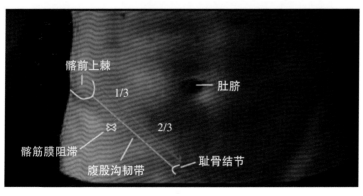

图 3.8　髂筋膜阻滞的解剖标志。(https://www.hindawi.com/journals/isrn/2011/421505/#copyright S. Subramani and S. Punia)

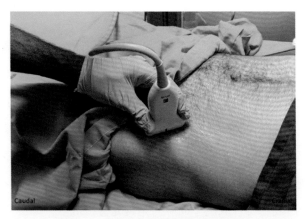

图3.9 髂筋膜阻滞的超声探头位置。

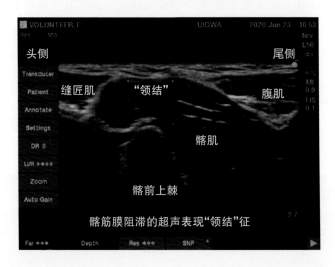

图3.10 "领结"征:髂前上棘上方,髂肌位于腹肌与缝匠肌汇合处。

3.2.4.1 临床意义

髂筋膜阻滞可在急诊科用于缓解髋部骨折疼痛。一项纳入了

106 例患者的研究发现,与患者自控镇痛相比,髂筋膜阻滞镇痛效果更好。髂筋膜阻滞在手术后 2、4、6、12、24 和 48 小时的疼痛评分较低(P=0.03)。此外,与患者自控镇痛[(65.83±2.13)mg 吗啡]相比,髂筋膜阻滞后的阿片类药物需求量减少[(7.35±2.18)mg 吗啡],P<0.0001[14]。一项对 110 例股骨颈骨折患者的研究发现,与髂筋膜阻滞相比,股神经阻滞可能提供更好的镇痛效果,但无临床显著差异(P=0.47)[15]。因此,需要进一步的研究和荟萃分析来确定哪种阻滞对髋部麻醉/镇痛更有效、更安全。对于全膝关节置换手术,研究发现收肌管阻滞和股神经阻滞在术后镇痛没有差异,但收肌管阻滞保留了股四头肌运动功能(将在本章后面描述)。由于肌肉无力的情况较少发生,因此收肌管阻滞对于容易跌倒或门诊手术的老年患者可能更安全[16]。

3.2.5　股神经阻滞

适应证　大腿前部、髋关节前部和膝关节手术麻醉/镇痛。也可为小腿内侧(隐神经分布)的浅表手术提供镇痛。股神经置管连续给药可有效缓解股骨干或股骨颈骨折疼痛,减少阿片类药物的用量。

体位　患者取仰卧位,阻滞侧下肢伸直。髋关节轻微外展和(或)外旋,便于暴露腹股沟。阻滞侧膝关节可弯曲(小于 90°),呈"蛙腿"姿势,舒适度更佳。

解剖技术　在腹股沟下方,股鞘包含(从内侧到外侧)股静脉、股动脉和股神经。这种方法的关键标志是腹股沟韧带和股动脉搏动。进针部位:略低于股动脉搏动外侧 1~2cm 的腹股沟皱褶(图

3.11）。进针后，当针穿过浅筋膜和髂筋膜时，会感觉到两次"啪"的声音。周围神经刺激器可诱发股四头肌收缩/髌骨抽动。在0.3~0.5mA刺激下，观察到髌骨抽动，表明针尖处于最佳位置。回抽无血，注射15~20mL局麻药。

　　超声引导技术　将高频（线阵）探头与腹股沟皱褶平行放置，并略低于腹股沟皱褶（图3.12）。股鞘内可识别股动脉和股静脉并行（图3.13）。探头轻微头尾倾斜，在股动脉外侧显示蜂窝状结构的股神经。从外向内进针（平面内穿刺），针尖位于髂筋膜内、股神经外侧。回抽无血，注射15~20mL局麻药，实时显示药液沿股神经扩散。药液扩散到股神经外侧或后侧即可，四周扩散对于阻滞是否成功并不重要[17]。

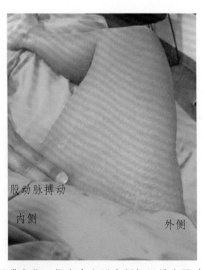

股神经阻滞定位。指尖在大腿内侧标记最大股动脉搏动。

图3.11　股神经阻滞的体表标记。

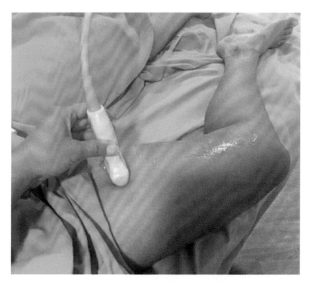

图3.12 股神经阻滞的超声探头位置。

3.2.5.1 临床意义

股神经阻滞可导致伸膝无力,并可能导致跌倒(尤其是老年人和其他高危患者)。基于这个原因,收肌管阻滞可能更安全(将在本章后面描述)[18]。收肌管阻滞可保留股四头肌的运动功能。收肌管阻滞本质上是隐神经阻滞。如果药液向近端扩散至股神经附近,仍会导致部分运动阻滞。基于这个原因,收肌管阻滞通常在大腿远端进行[19]。

股神经置管连续给药有助于髋关节手术或截肢患者的术后恢复。有证据表明,截肢患者持续阻滞可降低术后幻肢感觉和疼痛的发生率[20]。一项对198例因周围血管疾病接受下肢截肢患者的回顾性研究发现,持续阻滞使患者术后阿片类药物的使用量减少了40%[21]。连续神经阻滞的常用局麻药包括0.1%~0.2%的罗哌卡因或

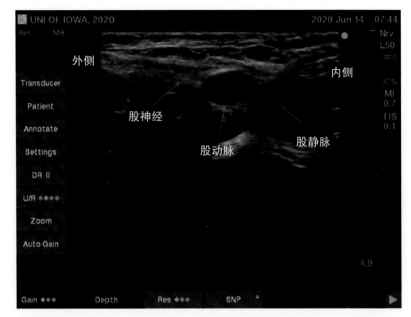

图3.13   超声图像显示股神经与股血管的关系。

0.25%丁哌卡因。

3.2.6   隐神经阻滞

隐神经(SN)是股神经的终末感觉分支,源自L2-4的皮支[22]。隐神经阻滞可用于小腿内侧和踝内侧的手术,作为全身麻醉的有益补充。可根据手术需要,在不同水平进行阻滞。隐神经阻滞的常见部位包括腹股沟皱褶下方的股神经周围、股三角区域的缝匠肌下方、收肌管、股骨内侧髁、膝关节下方的胫骨结节水平和踝关节内侧[23]。隐神经阻滞最常见的有3个部位。

3.2.6.1 膝下阻滞

在胫骨结节水平使用局部浸润麻醉技术,可通过触诊胫骨结节引导完成,无须超声引导。操作相对容易,其并发症较少或没有并发症。患者下肢伸直,环绕胫骨内侧髁后部注射局麻药 5~10mL,此部位连续置管是不可行的。

适应证 小腿内侧手术。

3.2.6.2 收肌管阻滞(ACB)

收肌管是一个位于缝匠肌深处的空间,从股骨三角的顶点到内收肌裂孔[24]。隐神经与股动脉和股静脉一起穿过收肌管。近年来随着超声的普及,收肌管阻滞已成为隐神经阻滞最常用的部位。此外,收肌管阻滞可保留股四头肌的运动功能。保留膝关节周围运动功能对于大多数膝关节和小腿周围的门诊手术是必不可少的。Van der Wal 等首先描述了内收肌管阻滞[25],而 Manickam 等在超声引导下为膝关节手术进行了内收肌管阻滞[26]。

技术 超声在大腿中下部识别解剖结构和引导穿刺是必要的。患者取仰卧位,腿外展、髋外旋,超声识别股动脉、股内侧肌、缝匠肌等重要结构(图3.14)。通常将超声探头放置在髂前上棘和髌骨之间(图3.15)。隐神经在大腿中部靠近股动脉(图3.16),将超声向远端移动,股动脉发出股浅动脉,其是进行隐神经阻滞的理想标记。可经大腿内侧或外侧穿刺,但建议从外侧在大腿中部水平穿刺,避免损伤血管(图3.17)。一旦确定了隐神经位置,采用平面内穿刺技术,回抽无

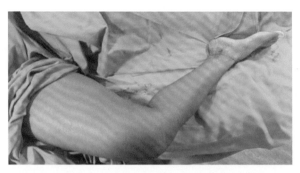

肌神经阻滞和收肌管阻滞的"蛙腿"体位：髋关节外展和外旋，膝关节屈曲。

图3.14   收肌管阻滞的"蛙腿"体位。

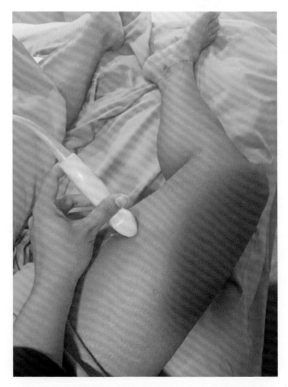

图3.15   收肌管阻滞的超声探头位置(大腿中部)。

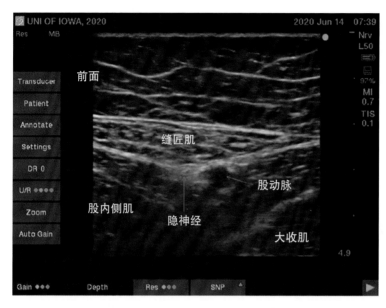

图3.16 超声显示在大腿中部水平股血管与隐神经的关系。

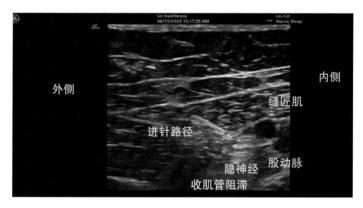

图3.17 超声图像显示收肌管阻滞的进针路径。

血,将10mL局麻药注射至缝匠肌下方和动脉外侧。利用神经刺激器能最大限度地减少对股内侧肌的神经(位于隐神经外侧)阻滞。

适应证　膝关节、小腿和足部手术。

潜在并发症　血管损伤；肌无力，尤其见于大腿近端水平阻滞时；神经损伤；持续性感觉异常或神经卡压（多见于大腿远端阻滞）。

临床意义　研究表明，收肌管阻滞成功率介于77%~91%之间[27,28]。阻滞效果与隐神经阻滞的位置有关。Shain等比较内踝水平和缝匠肌下水平，发现缝匠肌下水平阻滞持续时间更长[29]。Sztain等在收肌管近端和远端两个水平进行置管连续阻滞，发现近端连续阻滞疼痛评分更低，但阿片类药物用量无差异[30]。

多个研究显示，收肌管阻滞不会导致股四头肌无力，尤其在大腿中部至远端阻滞[31-33]。Jager等报道，在不影响术后疼痛缓解的情况下，收肌管阻滞保留股四头肌力量的比例为52%，而股神经阻滞组仅为18%[16]。Zhang等在对股神经阻滞和收肌管阻滞的11项研究（$n=971$）进行的荟萃分析中发现类似结果[34]。另一项荟萃分析（$n=609$）也表明，收肌管阻滞后膝关节置换术后活动能力提高，但不会影响镇痛[35]。Leung P等在对70例患者随机对照试验中发现，连续收肌管阻滞未影响活动，并显著减少阿片类药物的用量[36]。Kayupov等在一项随机对照试验中发现，与脊椎麻醉、腰硬联合麻醉相比，连续收肌管阻滞获得更低的疼痛评分（$P=0.009$），更早下床活动（$P=0.02$），但术后阿片类药物用量无显著差异[37]。但有报道称，无论阻滞部位如何，都不可避免地出现肌肉无力[38]。Weismann等的研究发现，连续收肌管阻滞与股神经阻滞相比，对早期运动的影响无差异[39]。因此，建议监测是否存在股四头肌无力，以防止相关运动损伤。

3.2.7　坐骨神经阻滞

坐骨神经源自L4、L5、S1-3神经根,是人体最粗大的神经,下肢感觉除一部分由隐神经支配外,其余均由坐骨神经支配[40]。1920年,法国医生Victor Pauchet首次提出坐骨神经阻滞术。结合股后侧皮神经阻滞,可完成大腿后侧和膝部手术麻醉。结合"3合1"或"隐神经"阻滞,可实现大腿前侧、膝部和小腿镇痛。局部麻醉起效时间在10分钟(2%利多卡因)到30分钟(0.5%丁哌卡因)之间,麻醉镇痛持续时间可长达48小时。

技术　高位坐骨神经后侧入路阻滞,包括经典后路(Labat)、臀大肌入路、改良骶骨旁入路、截石位入路[41]和前入路阻滞[41-43]。坐骨神经阻滞可通过超声引导或神经刺激器引导,或者两者联合完成。本章描述了常用的坐骨神经阻滞方法。

超声引导后路阻滞　患者取侧卧位,患侧在上,屈曲髋关节及膝关节。坐骨神经在股骨大转子与坐骨结节之间走行。超声引导下后路坐骨神经阻滞可经臀大肌入路及臀大肌下方入路,下文将详述两种方法。

经臀大肌入路　首先超声下识别臀大肌,臀大肌位于股骨大转子与坐骨结节表面,超声下图像为扁平宽大的高回声肌肉组织。坐骨神经位于臀大肌深面、坐骨结节与股骨大转子之间,超声下图像为圆形或类圆形蜂窝状结构[44,45]。可采用超声引导下平面内穿刺技术,经探头外侧向内穿刺到坐骨神经周围。

臀大肌下方入路 该方法同样首先确定臀大肌图像,探头置于臀大肌远端皮肤皱褶处,坐骨神经位于股二头肌长头腱深面、大收肌后方(图3.18)。方法与经臀大肌入路类似,采用平面内穿刺,超声引导下将穿刺针穿刺到坐骨神经周围[46]。

以上两种方法,穿刺针到位后,首先注射5mL局麻药,回吸无血液、无不良反应后注射20mL局麻药。

神经刺激器引导下坐骨神经阻滞 随着超声引导下神经阻滞的广泛应用,神经刺激器引导下神经阻滞已逐渐减少。神经刺激器引导下神经阻滞,患者取侧卧位,需要确定并标记髂后上棘、股骨大转子、骶管裂孔(图3.19)。确定以下几条连线:第一条线为髂后上棘

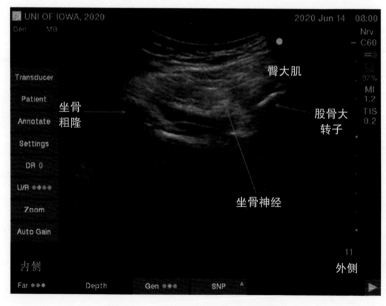

图3.18 臀下区坐骨神经的超声图像。

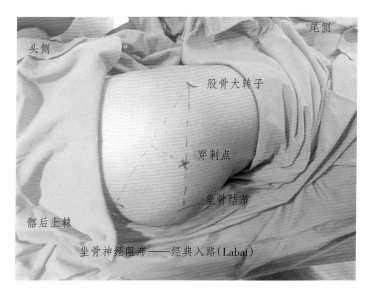

图3.19　坐骨神经阻滞为外侧入路时患者体位和解剖标志。

与股骨大转子之间的连线,第二条线为股骨大转子与骶管裂孔之间的连线,从第一条线的中点做垂线,垂线与第二条线的交点即为穿刺点。垂直皮肤进针,在神经刺激器引导下进针,0.5mA[3]诱发出下肢肌肉收缩时注射5mL试验量,无不良反应后注射20mL局麻药。如为俯卧位,则从坐骨结节外侧进针,直到0.5mA可诱发出足跖屈。

前方入路　该方法较少使用,主要用于髋关节及膝关节屈曲困难患者,可在超声联合神经刺激器引导下穿刺。使用低频探头(2~8MHz),置于大腿前内侧,腹股沟韧带下方2~3cm处。第一步寻找股动脉及深部的股深动脉。坐骨神经图像为类圆形、高回声结构,位于大收肌与腘绳肌之间,股骨内侧,深度为6~8cm(图3.20)。使用100mm 21或22G穿刺针,在神经刺激器引导下进行平面内穿刺,由内

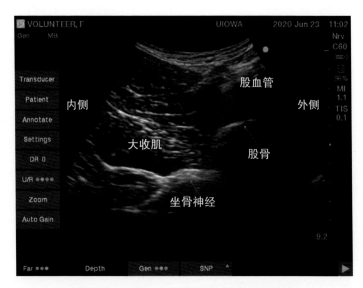

图3.20　坐骨神经阻滞前方入路的超声图像。

向外,向坐骨神经方向穿刺。在0.5mA刺激下,出现下肢肌肉收缩时说明穿刺到位,注射1~2mL局麻药,在超声下观察局麻药在坐骨神经周围扩散情况,如药液未在坐骨神经周围扩散,则重新调整穿刺针位置,当回吸无血液扩散满意时,注射15~20mL局麻药[47]。

坐骨神经置管连续阻滞　在坐骨神经周围置管连续阻滞,可为膝关节、髋关节及足部手术提供满意的镇痛效果,方法同单次神经阻滞[48-50]。

适应证　高位坐骨神经阻滞联合隐神经及股神经阻滞可为大腿、膝关节、踝关节及足部的手术提供满意的镇痛效果。

潜在并发症　血管损伤、感染(特别是坐骨神经置管)、神经损伤、持续感觉异常等。

3.2.7.1 临床意义

不同入路比较

多项研究对比了坐骨神经阻滞不同入路的起效时间、镇痛效果及患者满意度。Taboada等研究发现,0.75%的丁哌卡因经臀大肌下入路时,运动及感觉阻滞起效更快[51]。Yektas A等研究发现,后侧入路与前方入路相比,起效时间更快(7.5分钟对12.5分钟)、患者舒适度及镇痛效果更好[52]。Tammam等4种穿刺方法(长轴与短轴的平面内技术,长轴与短轴的平面外技术)进行比较,发现臀大肌下长轴平面内技术阻滞起效更快、患者满意度更高[53]。

超声引导与神经刺激器引导下穿刺比较

一项荟萃分析表明,与神经刺激器引导下穿刺相比,超声引导下坐骨神经阻滞穿刺成功率更高(RR=1.22,95%CI=1.04~1.42,P=0.01),超声引导下穿刺血管损伤的概率也更低(RR=0.13,95%CI=0.02~0.97,P=0.05)。两种方法的坐骨神经导管置入成功率(RR=1.10,95%CI=0.93~1.29,P=0.27)及阻滞时间(RR=−0.17,95%CI=−1.61~−1.27,P=0.82)相比无差别[54]。另一项研究对两种引导方法穿刺的药物使用量进行了比较(1.5%的甲哌卡因),发现超声引导下穿刺比神经刺激器引导下穿刺的用药量可减少37%。总之,超声引导下坐骨神经阻滞的优点多于神经刺激器引导下坐骨神经阻滞[55]。

股神经联合坐骨神经阻滞

对于有严重并发症、全身麻醉潜在高风险的患者,使用股神经和坐骨神经联合阻滞,其镇静作用最小[56]。这种组合技术已用于各种膝关节手术。一项纳入7项研究(n=617)的荟萃分析显示,与股神经阻滞和膝关节周围局部浸润相比,坐骨神经阻滞与股神经阻滞联合时起效更快。然而,两组之间在膝关节主动屈曲、住院时间、吗啡使用、术后恶心呕吐和跌倒发生率方面没有显著差异[57]。在儿科人群中,对于前交叉韧带重建,与单独股神经阻滞相比,联合阻滞显示出更好的镇痛效果,减少了术后阿片类药物的需求,并且在PACU中的停留时间更短。

股后皮神经阻滞

股后皮神经(PFCN)是骶丛发出的6个分支之一,源自S1和S2神经前支的后束、S2和S3神经前支的前束。PFCN沿坐骨神经分布于臀大肌下方和股二头肌上方。在高位坐骨神经阻滞时,使用大容量局麻药经常可阻滞PFCN[58,59]。但在某些情况下,例如,手术涉及大腿后部和(或)任何膝关节、脚踝或足部的手术需要在大腿上部绑止血带,则需要选择性地阻滞PFCN。但一项研究显示在腘窝处时行连续坐骨神经阻滞,而未行PFCN阻滞时,其阿片类药物需求并未增加[60]。

3.2.8　腘窝入路坐骨神经阻滞

腘窝入路用于在坐骨神经末端分支胫神经和腓总神经(腓神经)之前阻滞坐骨神经。单独使用超声引导或神经刺激器引导,或两者联合均可。但一些研究表明,超声引导下阻滞起效更快[61,62]。根据患者的活动能力,可选用侧卧位、俯卧位或仰卧位3种方法。

超声引导下阻滞 对于这种方法,患者通常采用侧卧位,腿轻微屈曲。如果只能在仰卧位进行阻滞,则需用枕头垫在小腿和足部,髋关节屈曲约45°,膝关节屈曲90°。对于俯卧位,可将枕头放在脚踝下方以弯曲膝关节。无论体位如何,第一步都是识别腘窝和腘窝皱褶,让患者弯曲膝关节有助于观察腘窝。然后将超声探头沿短轴放置在腘窝处,腘动脉可作为初始标志(图3.21)。胫神经位于腘动脉上方,腘静脉位于腘动脉和胫神经之间,易于压缩但通常难以观察。超声探头沿胫神经向近端移动,直至到达坐骨神经的分叉点,在这里可看到腓总神经,位于胫神经外侧(图3.22)。坐骨神经在成人腘窝上方6~7cm处分叉,但差异很大。阻滞通常在该分叉的近端或远端进行。

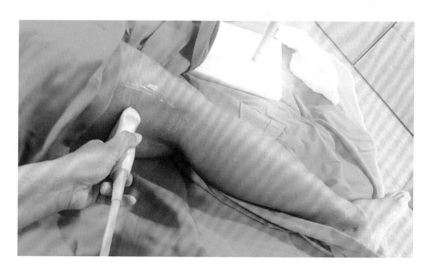

图3.21 腘窝入路坐骨神经阻滞的超声探头位置。

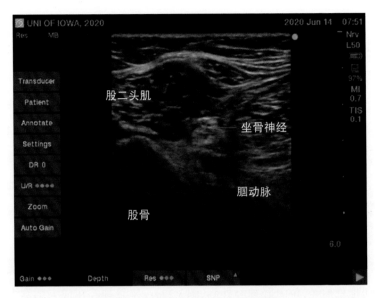

图3.22　腘窝处坐骨神经的超声图像。

坐骨神经是高回声影像,位于股二头肌和半腱肌/半膜肌之间。使用平面内技术,穿刺针(80~100mm)经大腿外侧穿刺至神经附近。回抽无血后,分次注射5mL总量为20~30mL的局麻药。

通常,局麻药应扩散至整个坐骨神经周围或两个分支周围。研究表明,与近端坐骨神经阻滞相比,远端阻滞起效更快[63,64]。超声下很容易辨识坐骨神经周围的神经鞘,并有助于观察局麻药的扩散[65]。

神经刺激器引导下腘窝坐骨神经阻滞　这种方法可采用外侧或后侧入路。对于外侧入路,患者需要仰卧,小腿支撑在支架上,类似于超声引导的方法。穿刺针从大腿外侧进入,在股二头肌和股外侧肌之间,朝向股骨方向穿刺,一旦与股骨接触,则需要将其退回皮

下,与水平方向成30°穿刺,观察神经反应。对于后侧入路,患者采用俯卧位。第一步是识别大腿内侧的半腱肌/半膜肌和大腿外侧的股二头肌。穿刺针向这些肌腱之间的中心点穿刺,距腘窝皱褶上方6~7cm。在引起足跖屈或内翻后,刺激强度降低,直到0.4mA可诱发肌肉收缩[66]。如果没有刺激反应,则将针向外侧移动。回抽无血后,分次注射5mL总量为20~30mL的局麻药。

3.2.8.1　临床意义

腘窝坐骨神经阻滞的挑战之一是定位穿刺部位。几项研究报告表明,坐骨神经分为胫神经和腓总神经的解剖结构变异性较大。超声定位坐骨神经对成功阻滞至关重要[67]。多项研究表明,对于单次注射腘窝坐骨神经阻滞,阻滞效果与坐骨神经分叉处的注射部位有关。一项双中心随机对照研究发现,在连续神经阻滞中,导管尖端放置在坐骨神经分叉处近端5cm处镇痛效果更佳;在单次注射阻滞中,在分叉处远端单次注射效果更佳。然而,两组间在阿片类药物需求量、神经症状或感染相关并发症方面无差异[68]。

超声引导和神经刺激器引导的比较

许多研究表明,与神经刺激技术相比,超声引导下腘窝坐骨神经阻滞更优。在肥胖患者中,超声引导下外侧入路腘窝坐骨神经阻滞操作时间更短(206秒对577秒,$P<0.001$)、重新穿刺定位次数更少、穿刺相关疼痛更轻[69]。在一项前瞻性随机对照研究中,超声引导显著降低了所需局麻药剂量。与神经刺激器引导相比,成功率更高[70]。一项纳

入5项随机对照研究的荟萃分析表明,与单次注射相比,连续坐骨神经阻滞在足踝手术后24和48小时均获得更好的镇痛效果。各组之间并发症无差异。但连续坐骨神经阻滞药物的渗漏率为13.9%[71]。

3.2.9　腘动脉和膝关节囊之间的局部麻醉(IPACK)

随着超声技术的进步,IPACK是相对较新的技术之一。超声引导对于进行IPACK阻滞非常重要。目的是阻断源自坐骨、胫骨、腓总和闭孔神经后支支配膝关节的感觉神经。IPACK保留了膝关节和腿的运动功能。注射部位:股骨后部和腘动脉之间。

技术　选择低频探头。患者取仰卧或俯卧位,膝关节和腿轻微弯曲。第一步寻找腘窝。探头放置在腘窝后部或后内侧(图3.23)。之后,通过彩色多普勒模式在股骨远端识别腘动脉。如果可以看到股骨髁,则需要向头侧移动探头,直至看到股骨干的远端部分(呈平

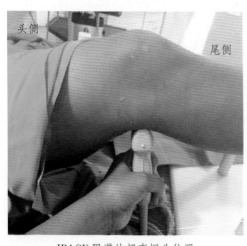

头侧

尾侧

IPACK阻滞的超声探头位置

图3.23　IPACK阻滞的患者和超声定位。

坦表面)。在此水平,可识别胫神经和腓总神经。采用平面内进针方法,80~100mm穿刺针由内向外穿刺至腘动脉和股骨干之间。穿刺针与股骨平行。直至穿刺针尖超出腘动脉约2cm。

注射1~2mL局麻药作为测试剂量,观察水分离现象并确认针尖位置,即股骨和腘动脉之间的空间(图3.24)。回抽无血并观察到水分离现象后,注射20mL局麻药。由于空间有限,建议边退针边注射(每次推注5mL后逐渐退针),有助于局麻药在针尖的初始位置(腘动脉外侧2cm)和股骨后内侧缘之间均匀分布。

适应证 IPACK阻滞用于全膝关节置换术、前交叉韧带修复和涉及膝关节后囊并保留膝关节周围运动功能的术后镇痛[72,73]。有几项正在进行的试验,目的是比较IPACK阻滞、收肌管阻滞和外科医生

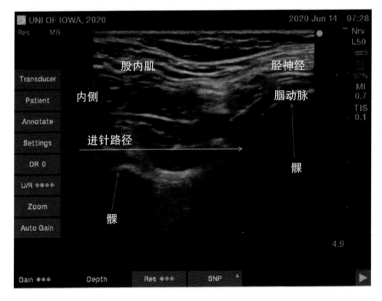

图3.24 IPACK阻滞的超声图像和进针路径。

在膝盖周围浸润麻醉的麻醉效果。

3.2.10　踝关节阻滞

踝关节阻滞是一种纯感觉阻滞,通过分别阻滞5根神经来实现。在5根神经中,有4根来自坐骨神经、胫神经、腓浅和腓深神经,以及腓肠神经,剩下1根来自股神经(隐神经)的皮支。

技术　踝关节阻滞可基于解剖标志进行。超声有助于定位腓深神经、胫神经和腓肠神经。研究表明,在非糖尿病患者中使用超声进行踝关节阻滞的成功率更高。在某些情况下,不需要阻滞所有的5根神经,而是可根据手术需要阻滞所需的神经。尽管一般建议先阻滞深部神经(胫神经、腓深和腓肠神经)再阻滞浅神经,如腓浅神经和隐神经,但没有特定的神经阻滞顺序。首选仰卧位,脚抬高并用毯子或枕头支撑。旋转脚踝以阻滞这5根神经。

胫神经阻滞　胫神经的远端支配跟骨和足底的皮肤感觉区域。胫神经可通过解剖标志或超声引导下阻滞。

解剖标志　触诊位于胫骨内踝和跟骨尖端之间的胫后动脉。将穿刺针以45°角沿胫后动脉后方刺入,对准内踝(图3.25)。一旦针尖触及骨面,在轻微退针后注射2~3mL局麻药。然后针尖分别向内侧和外侧调整方向,再分别注射2mL局麻药,扇形浸润阻滞成功率更高。

超声引导　将超声探头横向放置在内踝正上方,用彩色多普勒模式显示胫后动脉(图3.26)。胫神经位于胫后动脉后方,可采用平面内或平面外穿刺路径(图3.27)。在神经周围注射3~5mL局麻药即可

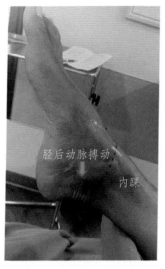

踝关节阻滞——内侧标志

胫后动脉搏动

内踝

图 3.25 胫神经阻滞的解剖标志和进针部位。

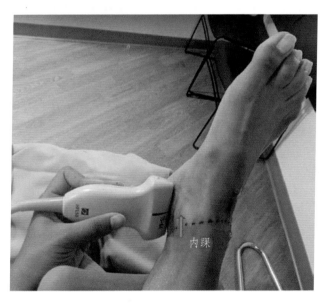

内踝

图 3.26 胫神经阻滞的超声探头位置。

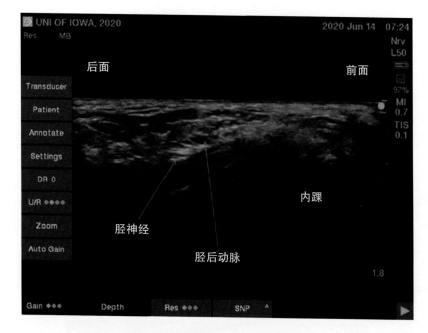

图 3.27　踝部胫神经的超声图像。

成功阻滞神经[74]。

　　适应证　足踝手术。

3.2.11　隐神经阻滞

　　隐神经为脚踝和足内侧提供感觉支配,是靠近大隐静脉的浅表神经,在内踝周围皮下浸润注射 3~5mL 局麻药即可完成阻滞。建议穿刺针指向跟腱方向穿刺,该部位的隐神经阻滞很少需要超声,大隐静脉可作为参照的解剖标志。如果用超声引导,2~3mL 局麻药即可完成阻滞。

　　适应证　足踝内侧手术。与腘窝入路坐骨神经阻滞联合,可为所有足踝手术提供完全镇痛。

3.2.12　腓浅神经阻滞

腓浅神经支配整个足背(除第 1 足趾),是一种浅表神经,在外踝的胫骨、腓骨之间穿刺,并朝向每侧踝骨方向在皮下浸润注射 5mL 局麻药即可完成阻滞。

适应证　前足和足趾手术。

3.2.13　腓深神经阻滞

腓深神经支配第 1 足趾背侧的皮肤感觉。该阻滞可通过解剖标志或超声引导完成。

解剖标志　第 1 步是触诊位于踇长伸肌和趾长伸肌腱之间的足背动脉。这两条肌腱随着第 1 足趾的背屈而突出。腓深神经位于足背动脉的外侧(图 3.28)。在跗骨中部,沿动脉外侧穿刺至触及跗骨骨面,轻轻退针离开骨面后注射 2~3mL 局麻药。

超声引导　将超声探头横向放置在足背中部(图 3.29)。用彩色多普勒模式观察足背动脉(图 3.30)。用平面内穿刺方法,穿刺至动脉外侧,注射 2~3mL 局麻药。有时踇长伸肌腱易被误认为是神经,通过第 1 足趾伸屈活动可区分肌腱和神经。

适应证　足内侧及第 1 和第 2 足趾手术。

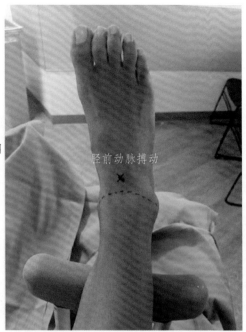

踝关节阻滞——背视图

胫前动脉搏动

图 3.28 腓深神经的解剖标志。

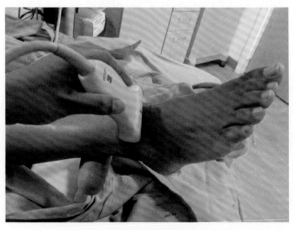

图 3.29 腓深神经的超声探头位置。

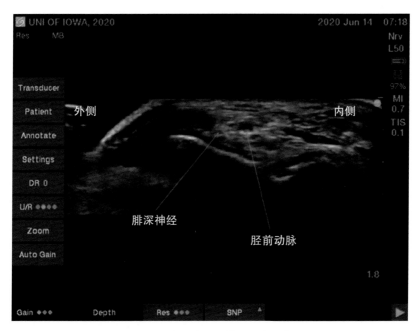

图3.30 腓深神经阻滞的超声图像。

3.2.14 腓肠神经阻滞

腓肠神经支配踝、足和第5足趾的外侧区域皮肤,通常在外踝关节后方的皮下走行。腓肠神经阻滞是通过解剖标志或超声引导来实现的。用解剖标志法,沿外踝关节后侧穿刺至骨面,稍微退针后扇形注射5mL局麻药(图3.31)。超声探头横向放置在外踝正上方,可见高回声腓肠神经。小隐静脉可作为解剖参考结构,腓肠神经位于静脉旁边[75]。回抽无血后,在神经周围注射5mL局麻药。

适应证 脚踝、足部和第5足趾外侧手术。

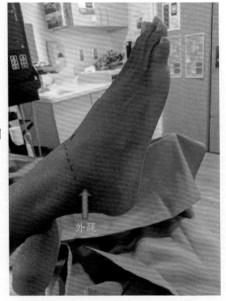

踝关节阻滞——外侧

外踝

图 3.31　腓肠神经阻滞的解剖标志。

3.2.14.1　临床意义

踝关节阻滞已广泛用于前足和各种足趾手术,特别是在全身麻醉存在严重并发症的高危患者中。然而,在脚踝周围组织有明显水肿的情况下,实施阻滞具有挑战性。与胫神经近端阻滞相比,踝关节阻滞起效更快(8分钟对13分钟)。然而,对于无法完成踝关节阻滞的患者,近端阻滞也是一种有用的替代技术[76]。

(杨立强　何亮亮　赵文星　译)

参考文献

1. Borghi B, D'Addabbo M, White PF, Gallerani P, Toccaceli L, Raffaeli W, et al. The use of prolonged peripheral neural blockade after lower extremity amputation: the effect on symptoms associated with phantom limb syndrome. Anesth Analg. 2010;111(5):1308–15.

2. Brull R, McCartney CJ, Chan VW, El-Beheiry H. Neurological complications after regional anesthesia: contemporary estimates of risk. Anesth Analg. 2007;104(4):965–74.

3. Koh M, Markovich B. Anatomy, abdomen and pelvis, obturator nerve. [Updated 2019 Dec 11]. In: StatPearls [Internet]. Treasure Island, FL: StatPearls Publishing; 2020. https://www.ncbi.nlm.nih.gov/books/NBK551640/.

4. Giuffre BA, Jeanmonod R. Anatomy, sciatic nerve. [Updated 2020 Apr 23]. In: StatPearls [Internet]. Treasure Island, FL: StatPearls Publishing; 2020. https://www.ncbi.nlm.nih.gov/books/NBK482431/.

5. Sabnis AS. Anatomical variations of sciatic nerve bifurcation in human cadavers. J Clin Res Lett. 2012;3(2):46–8.

6. Walji AH, Tsui BCH. Clinical anatomy of the sacral plexus. In: Tsui B, Suresh S, editors. Pediatric atlas of ultrasound- and nerve stimulation-guided regional anesthesia. New York, NY: Springer; 2016.

7. Touray ST, de Leeuw MA, Zuurmond WW, Perez RS. Psoas compartment block for lower extremity surgery: a meta-analysis. Br J Anaesth. 2008;101:750–60.

8. Morimoto M, Kim JT, Popovic J, Jain S, Bekker A. Ultrasound-guided lumbar plexus block for open reduction and internal fixation of hip fracture. Pain Pract. 2006;6(2):124–6.

9. Klein SM, D'Ercole F, Greengrass RA, Warner DS. Enoxaparin associated with psoas hematoma and lumbar plexopathy after lumbar plexus block. Anesthesiology. 1997;87:1576–9.

10. Weller RS, Gerancher JC, Crews JC, Wade KL. Extensive retroperitoneal hematoma without neurologic deficit in two patients who underwent lumbar plexus block and were later anticoagulated. Anesthesiology. 2003;98(2):581–5.

11. de Visme V, Picart F, Le Jouan R, Legrand A, Savry C, Morin V. Combined lumbar and sacral plexus block compared with plain bupivacaine spinal anesthesia for hip fractures in the elderly. Reg Anesth Pain Med. 2000;25:158–62.

12. Ilfeld BM, Ball ST, Gearen PF, Le LT, Mariano ER, Vandenborne K, et al. Ambulatory continuous posterior lumbar plexus nerve blocks after hip arthroplasty: a dual-center, randomized, triple-masked, placebo-controlled trial. Anesthesiology. 2008;109(3):491–501.

13. Amiri HR, Safari S, Makarem J, Rahimi M, Jahanshahi B. Comparison of combined femoral nerve block and spinal anesthesia with lumbar plexus block for postoperative analgesia in intertrochanteric fracture surgery. Anesth Pain Med. 2012;2(1):32–5.

14. Nie H, Yang YX, Wang Y, Liu Y, Zhao B, Luan B. Effects of continuous fascia iliaca compartment blocks for postoperative analgesia in patients with hip fracture. Pain Res Manag. 2015;20(4):210–2.

15. Newman B, McCarthy L, Thomas PW, May P, Layzell M, Horn K. A comparison of preoperative nerve stimulator-guided femoral nerve block and fascia iliaca compartment block in patients with a femoral neck fracture. Anaesthesia. 2013;68(9):899–903.

16. Jæger P, Zaric D, Fomsgaard JS, Hilsted KL, Bjerregaard J, Gyrn J, et al. Adductor canal block versus femoral nerve block for analgesia after total knee arthroplasty: a randomized, double-blind study. Reg Anesth Pain Med. 2013;38(6):526–32.

17. Szdcs S, Morau D, Sultan SF, Iohom G, Shorten G. A comparison of three techniques (local anesthetic deposited circumferential to vs. above vs. below the nerve) for ultrasound guided

femoral nerve block. BMC Anesthesiol. 2014;14:6.

18. Turbitt LR, McHardy PG, Casanova M, Shapiro J, Li L, Choi S. Analysis of inpatient falls after total knee arthroplasty in patients with continuous femoral nerve block. Anesth Analg. 2018;127(1):224–7.

19. Grevstad U, Mathiesen O, Valentiner LS, Jaeger P, Hilsted KL, Dahl JB. Effect of adductor canal block versus femoral nerve block on quadriceps strength, mobilization, and pain after total knee arthroplasty: a randomized, blinded study. Reg Anesth Pain Med. 2015;40:3–10.

20. Morey TE, Giannoni J, Duncan E, Scarborough MT, Enneking FK. Nerve sheath catheter analgesia after amputation. Clin Orthop Relat Res. 2002;397:281–9.

21. Aylinga OG, Montbriandb J, Jiang S, Ladak S, Love L, Eisenberg N, et al. Continuous regional anaesthesia provides effective pain management and reduces opioid requirement following major lower limb amputation. Eur J Vasc Endovasc Surg. 2014;48(5):559–64.

22. Williams PL, Bannister LH. Gray's anatomy: the anatomical basis of medicine and surgery. 38th ed. New York: Churchill Livingstone; 1995.

23. Benzon HT, Sharma S, Calimaran A. Comparison of the different approaches to saphenous nerve block. Anesthesiology. 2005;102:633–8.

24. Roamnes GJ, editor. Cunningham's Textbook of anatomy. 12th ed. New York: Oxford Medical Publications; 1981.

25. van der Wal M, Lang SA, Yip RW. Transsartorial approach for saphenous nerve block. Can J Anaesth. 1993;40:542–6.

26. Manickam B, Perlas A, Duggan E, Brull R, Chan VW, Ramlogan R. Feasibility and efficacy of ultrasound-guided block of the saphenous nerve in the adductor canal. Reg Anesth Pain Med. 2009;34:578–80.

27. Head SJ, Leung RC, Hackman GP, Seib R, Rondi K, Schwarz SK. Ultrasound-guided saphenous nerve block – Within versus distal to the adductor canal: a proof-of-principle randomized trial. Can J Anaesth. 2015;62:37–44.

28. Tsai PB, Karnwal A, Kakazu C, Tokhner V, Julka IS. Efficacy of an ultrasound-guided subsartorial approach to saphenous nerve block: a case series. Can J Anaesth. 2010;57:683–8.

29. Sahin L, Eken ML, Isik M, Cavus O. Comparison of infracondylar versus subsartorial approach to saphenous nerve block: a randomized controlled study. Anaesthesiology. 2017;11(3):287–92.

30. Sztain JF, Khatibi B, Monahan AM, Said ET, Abramson WB, Gabriel RA, et al. Proximal versus distal continuous adductor canal blocks: does varying perineural catheter location influence analgesia? A randomized, subject-masked, controlled clinical trial. Anesth Analg. 2018;127(1):240–6.

31. Kwofie MK, Shastri UD, Gadsden JC, Sinha SK, Abrams JH, Xu D, et al. The effects of ultrasound-guided adductor canal block versus femoral nerve block on quadriceps strength and fall risk: a blinded, randomized trial of volunteers. Reg Anesth Pain Med. 2013;38:321–5.

32. Davis JJ, Bond TS, Swenson JD. Adductor canal block: more than just the saphenous nerve? Reg Anesth Pain Med. 2009;34:618–9.

33. Abdallah FW, Whelan DB, Chan VW, Prasad GA, Endersby RV, Theodoropolous J, et al. Adductor canal block provides noninferior analgesia and superior quadriceps strength compared with femoral nerve block in anterior cruciate ligament reconstruction. Anesthesiology. 2016;124:1053–64.

34. Zhang Z, Wang Y, Liu Y. Effectiveness of continuous adductor canal block versus continuous femoral nerve block in patients with total knee arthroplasty: a PRISMA guided systematic review and meta-analysis. Medicine (Baltimore). 2019;98(48):e18056.

35. Kuang MJ, Ma JX, Fu L, He WW, Zhao J, Ma XL. Is adductor canal block better than femoral nerve block in primary total knee arthroplasty? A GRADE analysis of the evidence through a systematic review and meta-analysis. J Arthroplasty. 2017;32(10):3238–48.

36. Leung P, Dickerson DM, Denduluri SK, Mohammed MK, Lu M, Anitescu M, Luu HH. Postoperative continuous adductor canal block for total knee arthroplasty improves pain and functional recovery: a randomized controlled clinical trial. J Clin Anesth. 2018;49:46–52.
37. Kayupov E, Okroj K, Young AC, Moric M, Luchetti TJ, Zisman G, et al. Continuous adductor canal blocks provide superior ambulation and pain control compared to epidural analgesia for primary knee arthroplasty: a randomized, controlled trial. J Arthroplasty. 2018;33(4):1040–4.
38. Chen J, Lesser JB, Hadzic A, Reiss W, Resta-Flarer F. Adductor canal block can result in motor block of the quadriceps muscle. Reg Anesth Pain Med. 2014;39:170–1.
39. Wiesmann T, Piechowiak K, Duderstadt S, Haupt D, Schmitt J, Eschbach D, et al. Continuous adductor canal block versus continuous femoral nerve block after total knee arthroplasty for mobilisation capability and pain treatment: a randomised and blinded clinical trial. Arch Orthop Trauma Surg. 2016;136(3):397–406.
40. Moore KL, Dalley AF, Agur AMR. Clinically oriented anatomy. 7th ed. Lippincott Williams & Wilkins: Baltimore, MD; 2014.
41. Labat G. Regional anesthesia: its technique and clinical applications. 2nd ed. Philadelphia, PA: WB Saunders; 1928. p. 45.
42. Beck GP. Anterior approach to sciatic nerve block. Anesthesiology. 1963;24:222–4.
43. Raj PP, Parks RI, Watson TD, Jenkins MT. A new single-position supine approach to sciatic-femoral nerve block. Anesth Analg. 1975;54:489–93.
44. Chan VW, Nova H, Abbas S, McCartney CJL, Perlas A, Xu DQ. Ultrasound examination and localization of the sciatic nerve: a volunteer study. Anesthesiology. 2006;104:309–14.
45. Graif M, Seton A, Nerubai J, Horoszowski H, Itzchak Y. Sciatic nerve: sonographic evaluation and anatomic-pathologic considerations. Radiology. 1991;181:405–8.
46. di Benedetto P, Casati A, Bertini L, Fanelli G. Posterior subgluteal approach to block the sciatic nerve: description of the technique and initial clinical experiences. Eur J Anaesthesiol. 2002;19:682–6.
47. Hadzic A, Vloka JD. Anterior approach to sciatic nerve block. In: Hadzic A, Vloka J, editors. Peripheral nerve blocks. New York, NY: McGraw-Hill; 2004.
48. Taboada M, Rodríguez J, Valiño C, Vazquez M, Laya A, Garea M, et al. A prospective, randomized comparison between the popliteal and subgluteal approaches for continuous sciatic nerve block with stimulating catheters. Anesth Analg. 2006 Jul;103(1):244–7.
49. di Benedetto P, Casati A, Bertini L. Continuous subgluteus sciatic nerve block after orthopedic foot and ankle surgery: comparison of two infusion techniques. Reg Anesth Pain Med. 2002;27(2):168–72.
50. Young DS, Cota A, Chaytor R. Continuous infragluteal sciatic nerve block for postoperative pain control after total ankle arthroplasty. Foot Ankle Spec. 2014;7(4):271–6.
51. Taboada M, Alvarez J, Cortés J, Rodríguez J, Rabanal S, Gude F, et al. The effects of three different approaches on the onset time of sciatic nerve blocks with 0.75% ropivacaine. Anesth Analg. 2004;98(1):242–7.
52. Yektaş A, Balkan B. Comparison of sciatic nerve block quality achieved using the anterior and posterior approaches: a randomised trial. BMC Anesthesiol. 2019;19:225.
53. Tammam TF. Ultrasound-guided sciatic nerve block: a comparison between four different infragluteal probe and needle alignment approaches. J Anesth. 2014;28:532–7.
54. Cao X, Zhao X, Xu J, Liu Z, Li Q. Ultrasound-guided technology versus neurostimulation for sciatic nerver block: a meta-analysis. Int J Clin Exp Med. 2015;8(1):273–80.
55. Danelli G, Ghisi D, Fanelli A, Ortu A, Moschini E, Berti M, et al. The effects of ultrasound guidance and neurostimulation the minimum effective anesthetic volume of mepivacaine 1.5% required to block the sciatic nerve using the subgluteal approach. Anesth Analg. 2009;109:1674–8.
56. Tantry TP, Kadam D, Shetty P, Bhandary S. Combined femoral and sciatic nerve blocks for

lower limb anaesthesia in anticoagulated patients with severe cardiac valvular lesions. Indian J Anaesth. 2010;54(3):235–8.

57. Li J, Deng X, Jiang T. Combined femoral and sciatic nerve block versus femoral and local infiltration anesthesia for pain control after total knee arthroplasty: a meta-analysis of randomized controlled trials. J Orthop Surg Res. 2016;11:158.

58. Ota J, Sakura S, Hara K, Saito Y. Ultrasound-guided anterior approach to sciatic nerve block: a comparison with the posterior approach. Anesth Analg. 2009;108:660–5.

59. Barbero C, Fuzier R, Samii K. Anterior approach to the sciatic nerve block: adaptation to the patient's height. Anesth Analg. 2004;98:1785–8.

60. Singelyn FJ, Aye F, Gouverneur JM. Continuous popliteal sciatic nerve block: an original technique to provide postoperative analgesia after foot surgery. Anesth Analg. 1997;84:383–6.

61. Perlas A, Brull R, Chan VW, McCartney CJ, Nuica A, Abbas S. Ultrasound guidance improves the success of sciatic nerve block at the popliteal fossa. Reg Anesth Pain Med. 2008;33:259–65.

62. Danelli G, Fanelli A, Ghisi D, Moschini E, Rossi M, Ortu A, et al. Ultrasound vs nerve stimulation multiple injection technique for posterior popliteal sciatic nerve block. Anaesthesia. 2009;64:638–42.

63. Brull R, Macfarlane AJ, Parrington SJ, Koshkin A, Chan VW. Is circumferential injection advantageous for ultrasound-guided popliteal sciatic nerve block?: A proof-of-concept study. Reg Anesth Pain Med. 2011;36:266–70.

64. Buys MJ, Arndt CD, Vagh F, Hoard A, Gerstein N. Ultrasound-guided sciatic nerve block in the popliteal fossa using a lateral approach: onset time comparing separate tibial and common peroneal nerve injections versus injecting proximal to the bifurcation. Anesth Analg. 2010;110:635–7.

65. Prasad A, Perlas A, Ramlogan R, Brull R, Chan V. Ultrasound-guided popliteal block distal to sciatic nerve bifurcation shortens onset time: a prospective randomized double-blind study. Reg Anesth Pain Med. 2010;35:267–71.

66. Benzon HT, Kim C, Benzon HP, Silverstein ME, Jericho B, Prillaman K, et al. Correlation between evoked motor response of the sciatic nerve and sensory blockade. Anesthesiology. 1997;87:547–52.

67. Vloka JD, Hadzic A, April E, Thys DM. Division of the sciatic nerve in the popliteal fossa and its possible implications in the popliteal nerve blockade. Anesth Analg. 2001;92:215–7.

68. Monahan AM, Madison SJ, Loland VJ, Sztain JF, Bishop ML, Sandhu NS, et al. Continuous popliteal sciatic blocks: does varying perineural catheter location relative to the sciatic bifurcation influence block effects? A dual-center, randomized, subject-masked, controlled clinical trial. Anesth Analg. 2016;122(5):1689–95.

69. Lam NCK, Petersen TR, Gerstein NS, Yen T, Starr B, Mariano ER. A randomized clinical trial comparing the effectiveness of ultrasound guidance versus nerve stimulation for lateral popliteal-sciatic nerve blocks in obese patients. J Ultrasound Med. 2014;33(6):1057–63.

70. van Geffen GJ, van den Broek E, Braak GJ, Giele JL, Gielen MJ, Scheffer GJ. A prospective randomised controlled trial of ultrasound guided versus nerve stimulation guided distal sciatic nerve block at the popliteal fossa. Anaesth Intensive Care. 2009;37:32–7.

71. Ma HH, Chou TFA, Tsai SW, Chen CF, Wu PK, Chen WM. The efficacy and safety of continuous versus single-injection popliteal sciatic nerve block in outpatient foot and ankle surgery: a systematic review and meta-analysis. BMC Musculoskelet Disord. 2019;20(1):441.

72. Kerr DR, Kohan L. Local infiltration analgesia: a technique for the control of acute postoperative pain following knee and hip surgery: a case study of 325 patients. Acta Orthop. 2008;79:174–83.

73. Sankineani SR, Reddy ARC, Eachempati KK, Jangale A, Gurava Reddy AV. Comparison of adductor canal block and IPACK block (interspace between the popliteal artery and the capsule of the posterior knee) with adductor canal block alone after total knee arthroplasty: a prospec-

tive control trial on pain and knee function in immediate postoperative period. Eur J Orthop Surg Traumatol. 2018;28:1391–5.

74. Soares LG, Brull R, Chan VW. Teaching an old block a new trick: ultrasound-guided posterior tibial nerve block. Acta Anaesthesiol Scand. 2008;52:446–7.

75. Redborg KE, Sites BD, Chinn CD, Gallagher JD, Ball PA, Antonakakis JG, et al. Ultrasound improves the success rate of a sural nerve block at the ankle. Reg Anesth Pain Med. 2009;34:24–8.

76. Doty R Jr, Sukhani R, Kendall MC, Yaghmour E, Nader A, Brodskaia A, Kataria TC, McCarthy R. Evaluation of a proximal block site and the use of nerve-stimulator-guided needle placement for posterior tibial nerve block. Anesth Analg. 2006;103:1300–5.

第4章 躯干神经阻滞

Arunangshu Chakraborty, Rakhi Khemka, Amit Dikshit

4.1 引言

2007年，Hebbard 等[1]提出了超声引导下腹横肌平面（TAP）阻滞，在此之前，超声引导下区域阻滞仅局限于外周神经阻滞。

与外周神经阻滞相比，超声引导下躯干神经阻滞的特点是不需要识别神经或神经丛，只需将局麻药注射到特定的肌肉层面，使局麻药在层面内扩散至目标神经，这种技术作用机制简单、容易操作且神经阻滞方式灵活。

躯干神经阻滞根据作用部位不同大致分为腹壁神经阻滞、胸壁神经阻滞和背部神经阻滞（表4.1）。

A. Chakraborty(✉)
Department of Anaesthesia, CC and Pain, Tata Medical Center, Kolkata, India

R. Khemka
Tata Medical Center, Kolkata, India

A. Dikshit
Rubi Hall Clinic, Pune, India

表4.1 躯干神经阻滞分类

腹壁神经阻滞	胸壁神经阻滞	背部神经阻滞

1. 腹横肌平面阻滞
2. 腹直肌鞘阻滞
3. 髂腹下和髂腹股沟
  神经阻滞
4. 腰方肌阻滞
  QLB1
  QLB2
  QLB3
  腰筋膜三角阻滞
	1. 胸神经阻滞（Pecs1和2）
	2. 前锯肌平面阻滞
	3. 肋间神经阻滞
	4. 胸膜间阻滞
		1. 竖脊肌平面阻滞——
		  胸、腰、骶
		2. 胸腰筋膜平面阻滞
		3. 胸椎旁阻滞

4.2 前腹壁神经阻滞

4.2.1 腹横肌平面阻滞

腹壁感觉受走行在腹内斜肌（IOM）与腹横肌（TAM）[2]之间的T7-12肋间神经前支和L1前支支配。TAP阻滞即在这些肌肉层面内注射局麻药15~20mL（图4.1）。这项首先由Rafi博士[3]提出的技术，在区域阻滞领域具有里程碑式的意义。穿刺针由Petit三角（又称腰下三角）垂直进针，穿刺过程中有两次突破感。对于腹部正中区域的外科手术，腹壁两侧都需要进行TAP阻滞，相比而言，该阻滞技术最容易学习并使用得最广泛。

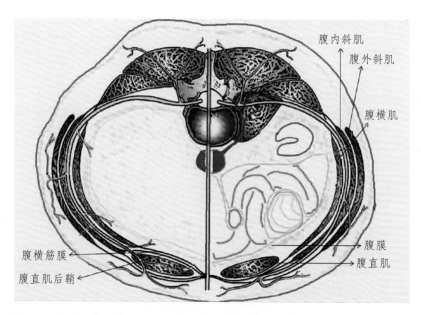

图4.1 腹壁肌肉和神经走行。腹壁前肌肉：左，肋下缘和髂前上棘（ASIS）之间；右，ASIS以下，腹直肌后鞘缺失，腹横肌和腹直肌之间没有交叉。

TAP阻滞有4种方法。

● **后路** TAP 常作为经典的穿刺入路[4-7]，腰Petit三角处穿刺进针，腹横筋膜与腹内斜肌之间给药。这项技术被认为是腰方肌阻滞的前身。

● **侧路** TAP 在IOM和TAM之间的神经血管平面注射局麻药，将超声探头横向放在髂嵴上方腋前线处[6,7]（图4.2）。

● **前路** TAP 超声探头横放于锁骨中线，并向外侧扫描，直到看到3层腹肌。穿刺针从内向外穿刺，将药物注射在腹横肌平面（图4.3）。

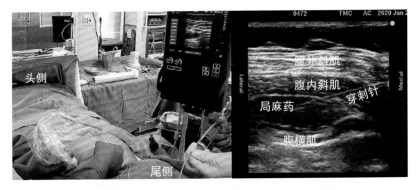

图4.2 侧路TAP阻滞:注意患者的体位和超声探头的放置。

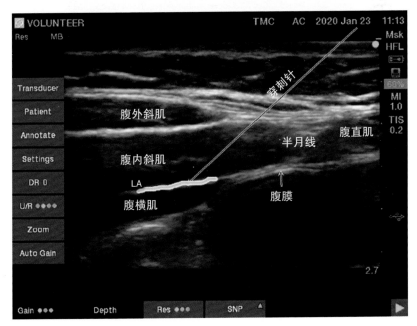

图4.3 前路TAP:穿刺针从内向外平面内穿刺,将局麻药(LA)注射在腹横肌和腹内斜肌之间。

● **肋缘下 TAP** 肋缘下阻滞需将局麻药注射在腹直肌后鞘与腹横肌之间[8](图4.4a,b)。

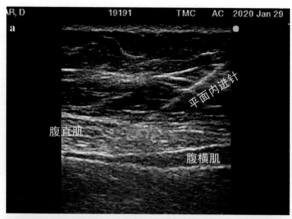

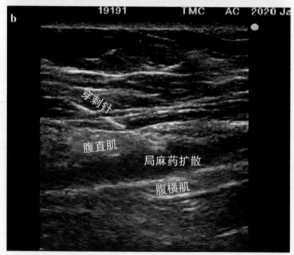

图4.4　(a)肋缘下TAP：平面内进针。(b)肋缘下TAP：注意局麻药扩散。

　　肋缘下TAP(OSTAP)也称为"上位TAP"阻滞，双向TAP是指TAP阻滞在两个肋下区，如侧路和"上位"区[9,10]。双向TAP的双侧给药可为腹壁前的区域提供完全镇痛，这种方法也称为"四象限"TAP阻滞[11]。

　　超声技术　超声引导下TAP阻滞属于初级神经阻滞技术。患者取仰卧位，但对于肥胖患者，为方便操作可取侧卧位[12]。将频率介于10~18MHz的线阵超声探头横向放置在髂嵴上方腋前线处，深度设置为3~5cm（取决于脂肪组织的量）。超声下可清晰识别脂肪层下的腹外斜肌（EOM）、IOM 和 TAM 3层肌肉，其中 IOM 图像最清晰。腹腔在TAM 的深面，可根据活动的肠袢识别。当识别3层肌肉存在困难时，超声探头应放置在腹直肌（RAM）中线处，再向外侧横向缓慢移动。RAM 逐渐变薄，半月线消失，斜线开始出现，此时继续横向移动超声探头至3层肌肉显现明显处进行穿刺。选择100mm长20G或22G短斜面穿刺针从头端向尾端或从内侧向外侧穿刺，在 IOM 和 TAM 之间注入局麻药15~20mL。可通过水分离注射少量生理盐水或局麻药（1~2mL）来判断针尖位置的准确性，注射后 IOM 和 TAM 之间高回声筋膜间隙内可看到纺锤形的低回声液性暗区。

肋缘下 TAP 阻滞时，需将超声探头放置在肋骨下缘近中线处，识别 RAM。在肋缘下区，TAM 位于 RAM 深面，引导穿刺针至腹直肌后鞘（PRS）和 TAM 之间的平面，通过水分离，穿刺针逐渐向外侧推进，直至看见腹直肌外侧缘的 EOM 和 IOM。沿剑突和髂嵴的连线共注入20~25mL药液。肋缘下 TAP 是一项高级别的阻滞技术。

适应证 适用于腹腔镜手术、子宫切除术、子宫下段剖宫产术、疝修补术等的镇痛。

"上位" TAP 阻滞更适用于上腹部手术，而"下位" TAP 阻滞多用于脐以下部位手术的镇痛。四象限 TAP 阻滞适用于切口比较大的开腹手术的术后镇痛（图4.5）。

并发症 并发症包括腹腔内注射、肝损伤、导管断裂等。然而，

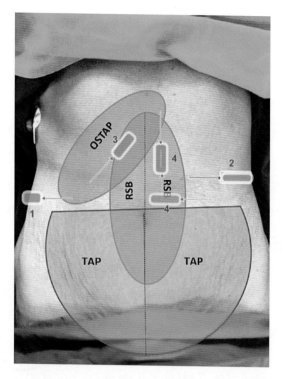

图4.5　腹壁神经阻滞的超声探头位置、穿刺针轨迹和阻滞感觉分布区。灰色方块表示探头放置的部位,箭头表示穿刺针穿刺的方向;1.侧路TAP;2.前路TAP;3.肋缘下TAP;4.RSB;阴影区域代表相应入路感觉神经阻滞的区域。

随着超声技术的使用,这些并发症的发生率已大大降低。

阻滞要点

●TAP阻滞适合初学者使用,目标位置容易识别,并发症发生风险低。

●双侧TAP阻滞适用于子宫下段剖宫产术后镇痛。

●尽管TAP阻滞贴上了适用于初学者的标签,但操作过程中全程可见穿刺针仍然存在挑战,尤其对于肥胖患者,使用回声增强针(如Sonoplex、Pajunk、Geisingen、Germany)有助于显影。

- 深部组织阻滞的金标准是:①使用低频凸阵探头;②在离探头2~3cm的外侧进针,使针道处于较小的角度,可接受和反射更多的超声波束,有利于穿刺针的可视化。

4.2.2 腹直肌鞘阻滞

1899年,腹直肌鞘阻滞(RSB)首次用于开腹手术术中腹壁肌肉的松弛。随着神经肌肉阻滞技术的推广,现在多用于脐疝或切口疝修补术等腹正中切口手术的术后镇痛,目的是阻滞T9-11肋间神经的终末支,这些分支沿IOM和TAM之间深入RAM后鞘,终止于支配脐区的前皮支[13]。可留置导管用于持续给药[14]。

超声技术 高频线阵探头横向放置在RAM上,RAM在横断面上呈纺锤状,有助于超声下的辨识。22G Tuohy针刺入RAM和腹直肌后鞘(PRS)之间,注射10~15mL局麻药,可留置导管持续阻滞。置入导管时,需将超声探头旋转90°,通过水分离创建RAM和PRS之间的间隙,导管沿该间隙向前推进5~6cm。腹正中部位的手术需在腹壁两侧留置导管(图4.6a,b)。

适应证 脐疝修补及其他脐外科手术的术后镇痛。探头放置的位置:横向置于腹部并向脐的外侧移动探头。

并发症 常见并发症是伤口感染和导管移位进入腹膜腔内,在超声引导下进行阻滞是非常安全的。

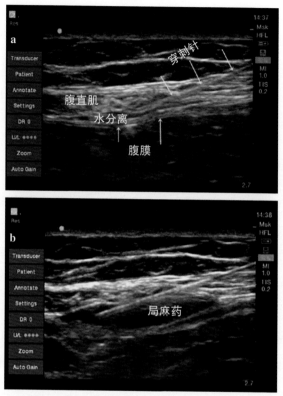

图 4.6　(a)腹直肌鞘阻滞:平面内进针,穿刺针从外向内进针,超声探头横向放置。(b)腹直肌鞘阻滞:注意局麻药在腹直肌与后鞘之间注射。

阻滞要点

● RSB阻滞适合初学者使用,目标位置容易识别,并发症发生风险低。

● RSB有多种入路,超声探头可横向或纵向放置,因此,穿刺针也可多方向进行穿刺,从外向内或从头向尾。

● 长轴入路有助于放置导管。

● RSB穿刺比较表浅,皮下注射针即可完成,但短斜面针有助于感受肌肉被刺穿时的突破感。

4.2.3 腰方肌阻滞

腰方肌阻滞(QLB)是腹横肌平面的后延,Blanco博士[15]首次阐述了这项技术,后来Sauter等[16]做了改良。现在QLB已衍生为4种不同的技术,即QLB1、QLB2、QLB3和腰筋膜三角(LIFT)阻滞,每一种穿刺的入路和注射靶点不同(表4.2)。因为这些操作阻滞部位深,阻滞难

表4.2 腰方肌阻滞的多个入路

阻滞	患者体位	超声技术	注射靶点处
QLB1	仰卧位或侧卧位	超声探头:线阵或凸阵 穿刺入路:平面内,从外向内	腹横筋膜下方腰方肌的外侧缘
QLB2	侧卧位或俯卧位	超声探头:线阵或凸阵 穿刺入路:平面内,从外向内	竖脊肌和腰方肌之间的平面
QLB3,也称为经肌肉QLB(图4.7)	侧卧位或俯卧位	超声探头:凸阵 穿刺入路:平面内,从后向前,探头放置在L4椎体水平,获取"三叶草"图像。腰肌在前,竖脊肌在后,腰方肌附着在横突尖,识别"三叶草"的形状[16]	腰方肌和腰大肌之间的平面
腰筋膜三角阻滞	侧卧位或俯卧位	超声探头:线阵或凸阵 穿刺入路:平面内,从外向内,或平面外,腰筋膜三角成像间隙的顶是背阔肌,中间是竖脊肌的外侧缘,底是QLB的后表面	腰筋膜三角

度大,现在已被列为中高级别的穿刺技术(图4.8和图4.9)。

　　所有这些阻滞技术均可进行单次或留置导管持续给药镇痛。

　　影像学研究表明,QLB3时局麻药可扩散至椎旁间隙[17,18]。因此QLB比TAP阻滞的镇痛效果更好,前者不仅能提供前腹壁的镇痛,也能阻滞内脏痛。

　　小儿患者可应用前入路阻滞[19],将线阵探头横放在腋后线上,在腰方肌前表面和胸腰筋膜之间的平面注射局麻药。

　　腰丛位于腰大肌附近的QLB注射区,QLB在某种程度上可阻滞腰丛,有临床研究报道,QLB可用于髋关节手术的镇痛。

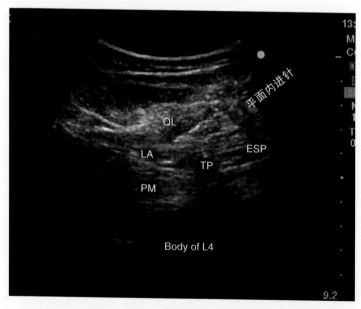

图4.7　QL3:平面内进针。注意"三叶草"征——L4椎体的横突(TP)为"三叶草"的茎柄,而竖脊肌(ESP)、腰方肌(QL)和腰大肌(PM)代表3个叶子。局麻药(LA)浸润在QL和PM之间。

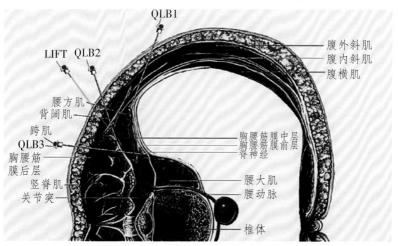

图4.8 腰方肌阻滞的不同位置：QLB1、QLB2、QLB3和LIFT。

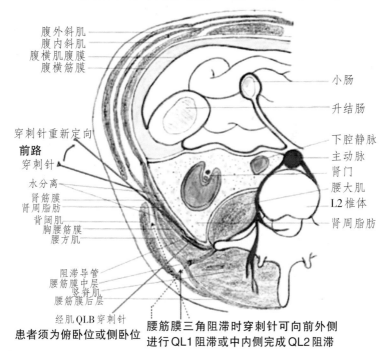

图4.9 QL阻滞的解剖学基础。解释LIFT如何向侧方扩散（QL1）和内侧扩散（QL2）。

QLB1阻滞时患者可取仰卧位,将凸阵探头横放在锁骨中线外侧,穿刺针从内向外穿刺。然而,对于初学者来说,首次穿刺最好让患者取侧卧位,由后向前进针(图5.5)。

LIFT(图4.10)阻滞较浅,可使用线阵或凸阵探头。当患者较瘦时,平面外LIFT阻滞甚至可使用皮下注射针进行。LIFT阻滞可很容易地转变成QLB1阻滞,通过水分离试验明确平面后继续向前外侧进针(图4.11)。

适应证

- QLB不适用于术中麻醉,但可用于术后镇痛。QLB最好作为多

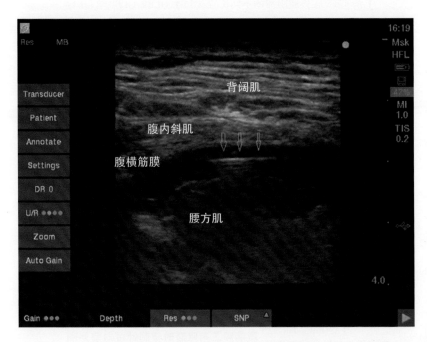

图4.10　使用线阵超声探头进行QL1阻滞。

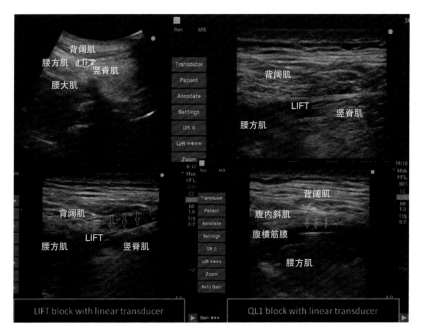

图4.11　左上方:凸阵探头行LIFT扫描;右上方:线阵探头行LIFT扫描;左下方:线阵探头LIFT阻滞;右下方:通过水分离定位后继续进针,LIFT阻滞药液可扩散至QL1平面。

模式镇痛的一部分。全身麻醉前QLB可减少术中镇痛药物的使用量。

- 单侧QLB可用于单侧腹部手术的术后镇痛,如肾切除术。

- 双侧QLB可用于各种下腹部手术的术后镇痛,如从子宫下段剖宫产(LSCS)到结直肠手术。

并发症　目前为止,尚无QLB阻滞相关并发症的报道,但导管移位到腹膜后间隙是一个值得关注的问题。

阻滞要点

- QL1和LIFT在技术上更容易掌握。

- QL3位置深,为高级别阻滞,只有有经验的医生才能操作。

- 深层次阻滞过程中穿刺针很难显影,因此意外损伤的风险会比较高。存在凝血障碍的患者最好避免行QL3。

4.2.4　髂腹股沟和髂腹下神经阻滞(疝阻滞)

髂腹下(IHN)和髂腹股沟神经(IIN)发自L1脊神经,经腰大肌外侧缘的上方穿出,IIN较IHN细小,走行在其下方。由于IHN的外侧皮支在髂嵴上方迅速穿出腹内外斜肌,因此,阻滞该神经应尽可能在近端进行,以避免髂嵴上方的皮支阻滞不全。从20世纪80年代,区域阻滞就开始被应用于腹股沟手术的麻醉了[20-23]。研究表明,超声引导下TAP阻滞效果优于II和IH阻滞[24-27],前者已广泛应用于小儿手术的麻醉[28]。

超声技术　患者取仰卧位,沿髂前上棘和脐的连线将线阵探头斜放在髂嵴上[23,24]。采用平面内技术插入5~8cm的22G穿刺针,针尖置于与TAP阻滞相同的层面,即IOM和TAM之间,两侧各注射局麻药10~15mL。注射后IOM和TAM之间的高回声筋膜间隙扩张,表明穿刺位置正确(图4.12和图4.13)。

适应证　腹股沟疝修补及其他腹股沟区手术的术中麻醉和术后镇痛;耻骨上切口手术的术后镇痛。

并发症　腹腔注射和股神经阻滞的并发症是已知的。

4.2.5　精索及生殖股神经阻滞

精索由精索外筋膜(源自腹外斜肌腱膜)、提睾肌及其筋膜(源自

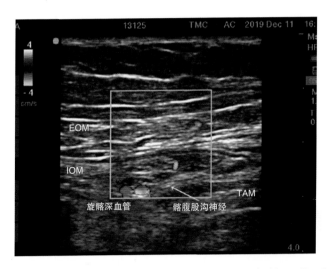

图 4.12 髂腹股沟和髂腹下神经阻滞。彩色多普勒显示旋髂深血管,髂腹股沟神经在其附近。EOM,腹外斜肌;IOM,腹内斜肌;TAM,腹横肌。

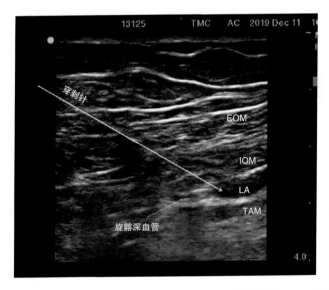

图 4.13 水分离试验定位后注入局麻药(LA)。EOM,腹外斜肌;IOM,腹内斜肌;TAM,腹横肌。

腹内斜肌)及精索内筋膜(腹横筋膜的延续)包裹,其内走行输精管、静脉丛、睾丸动脉和淋巴管。生殖股神经位于精索内外筋膜之间,邻近提睾肌层。

精索及其内容物易于超声成像。高频线阵探头扫描时,精索成像为位于股动脉内侧浅层的椭圆形结构[29]。从耻骨联合处开始追踪扫查,接着向外侧移动直至看到成像的精索。患者较瘦时,精索可触及,超声定位更简单。在腹股沟韧带平面或其下方进行阻滞操作。彩色多普勒可用于识别血管。给药过程中必须小心,避免靠近血管[30,31]。超声技术的优点是可避免损伤血管,防止血肿的发生。超声引导下精索阻滞的镇痛效果可维持8~16小时(图4.14)。

适应证　阴囊手术、生殖股神经区慢性疼痛[29]。

并发症　血管损伤是可以预防的,但应用超声则阻滞更安全。

阻滞要点　精索阻滞适用于睾丸切除术,可联合全身麻醉或蛛网膜下腔阻滞用于术后镇痛。

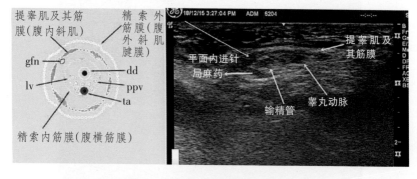

图4.14　左图:精索的横断面解剖。dd,输精管;ppv,蔓状静脉丛;ta,睾丸动脉;gfn,生殖股神经;lv,淋巴管。右图:精索阻滞超声图像。平面内进针血管损伤是可以预防的,但应用超声则阻滞更安全。注意精索筋膜覆盖睾丸动脉和输精管。

4.3　胸壁神经阻滞

胸壁由胸段第 2~12 脊神经前支分支的肋间神经支配。虽然胸壁皮肤由肋间神经支配,但胸壁肌肉中的胸大肌和胸小肌由起源于臂丛的外侧和内侧胸神经支配。其他胸壁肌肉如前锯肌(由起源于臂丛上干的胸长神经)和背阔肌(起源于臂丛后支的胸背神经)由臂丛支配,可采用 Pecs 阻滞。胸椎旁阻滞可提供皮肤镇痛,但不能对胸神经所支配区域提供镇痛。胸神经阻滞可用于阻滞上述神经。伴随胸神经阻滞,Pecs 阻滞下局麻药可在肌肉筋膜间扩散到肋间神经,从而提供皮肤镇痛。

4.3.1　胸神经阻滞

胸外侧神经(LPN)和胸内侧神经(MPN)是臂丛的分支,支配胸肌。LPN 起源于 C5-7 神经根组成的臂丛外侧束。MPN 起源于 C8-T1 神经根组成的臂丛内侧束[32]。LPN 穿入喙锁筋膜,分布于胸大肌深面支配胸大肌的锁骨端。LPN 支配肩锁关节、肩峰下囊、锁骨骨膜、肩关节前关节囊和肋锁骨韧带的感觉[33]。MPN 穿入胸小肌深面支配胸小肌。其中两三个分支穿过胸大肌,支配胸大肌肋骨端。MPN 与肋间神经共同支配胸大肌外下侧、上臂内侧和腋窝附近胸壁的感觉(图 4.15)。

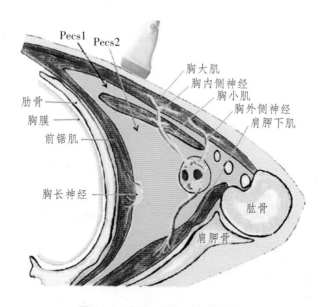

图4.15　胸神经阻滞的相关解剖。

Pecs1　Pecs1阻滞是一种筋膜间平面阻滞,可阻滞胸内外侧神经。Pecs1阻滞需将10~15mL局麻药注射至胸大肌(PM)和胸小肌(Pm)之间。在高分辨率线阵超声探头的引导下,该阻滞是安全可靠的(图4.16)。

适应证　乳腺手术,如乳房肿瘤切除术、乳房扩张器/假体植入术[34]。

Pecs2　Pecs2阻滞即在第3肋水平的胸小肌外侧缘与前锯肌之间注射局麻药20mL。目的是阻滞肋间神经的外侧支和胸长神经。适用于包括腋窝清扫在内的绝大部分乳腺手术[35,36]。

技术　胸神经阻滞时,患者取仰卧位,采用线性高频探头,深度设置为3~5cm。

Pecs1 超声探头可依据Blanco的报道置于矢状面(与锁骨下臂丛阻滞方法相同)[34],也可置于锁骨外侧1/3与身体轴线平行处[36]。两种入路进针方向都是由内上侧朝向外下侧。在头侧,我们可看到锁骨,其下方是胸大肌(浅层)和胸小肌(深层)。在肌肉下方,可见腋动脉和腋静脉。如果看到肋骨,通常是第2肋,胸膜呈现为肋骨下的高回声亮线。Pecs1阻滞时,用5~8cm长的22G穿刺针从头侧向尾侧朝向探头进针,在两层肌肉之间注入10mL局麻药。

Pecs2阻滞 将超声探头由Pecs1的位置向尾侧移动,直到看到第3和第4肋。然后90°旋转超声探头,平行于腋前线移至其外侧,将第3肋置于视野中间,可见胸小肌的外侧缘及位于胸小肌深面、第3肋上方的前锯肌(SA)。穿刺针平行于超声波束,从内侧向外侧进针,并在胸小肌和前锯肌平面注入局麻药20mL。

传统的Pecs2技术常使用两点注射法。最近有报道提出单点注射法,又称"联合Pecs"注射法[37]。正如其名,这项技术将Pecs2的2次进针合并为1次。超声探头置于腋前线第3肋上,将3层肌肉(PM、Pm

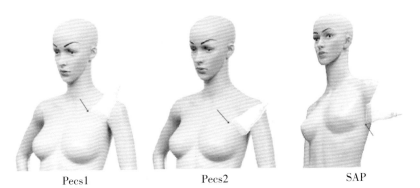

Pecs1   Pecs2   SAP

图4.16 Pecs1、Pecs2和SAP阻滞的探头位置。

和SA)同时置于视野中央。进针后在Pm和SA之间注射15~20mL的局麻药。回撤穿刺针的同时,用水分离法确认针尖置于PM和Pm之间,再注射10mL的局麻药。这项技术(图4.17)只穿刺1次,既能缩短阻滞时间,又能减轻患者的不适。

适应证

● Pecs1适用于前胸壁的浅表手术,如起搏器、输液港的植入等。

● Pecs2和联合Pecs适用于需进行腋窝淋巴结清扫的乳腺手术、乳腺假体植入术等。

并发症　至今无并发症相关报道,但在操作中应注意气胸和血管损伤,如胸背动脉。

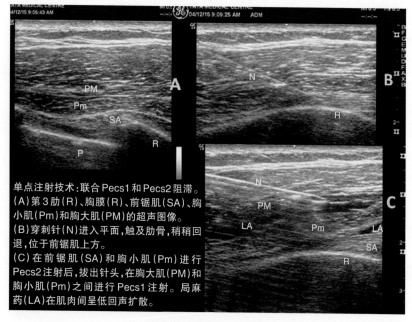

单点注射技术:联合Pecs1和Pecs2阻滞。
(A)第3肋(R)、胸膜(R)、前锯肌(SA)、胸小肌(Pm)和胸大肌(PM)的超声图像。
(B)穿刺针(N)进入平面,触及肋骨,稍稍回退,位于前锯肌上方。
(C)在前锯肌(SA)和胸小肌(Pm)进行Pecs2注射后,拔出针头,在胸大肌(PM)和胸小肌(Pm)之间进行Pecs1注射。局麻药(LA)在肌肉间呈低回声扩散。

图4.17　联合Pecs技术。

阻滞要点

● 从锁骨到第2肋的胸壁皮肤感觉受起源于C3-5神经根的锁骨上神经支配。"锁胸筋膜阻滞"可用于此区域的镇痛。简单来说,从第3肋中点浸润注射5~10mL局麻药可阻滞横穿锁骨下平面的神经。

● 在前上胸壁手术中,联合颈浅丛阻滞可增强Pecs2的阻滞效果。

● 胸壁内侧/胸骨旁胸壁皮肤感觉受肋间神经前皮支的支配。可用胸肋间筋膜阻滞,即在胸骨旁将局麻药物注入PM和肋外斜肌之间。穿刺针从内侧朝向外侧以第2、第3和第4肋软骨为目标进针。

4.3.2 前锯肌平面阻滞

前锯肌平面(SAP)阻滞是最近才见于报道的区域阻滞技术,用于阻滞胸肋间神经、胸背神经和胸长神经。目的在于为硬膜外和椎旁阻滞提供替代方案,为前外侧和部分后侧胸壁提供镇痛作用。SAP阻滞文献仅见于健康受试者,缺乏临床验证,可阻滞T2-9支配皮区的感觉。实施该阻滞时可在前锯肌浅表或深部注射,差别仅限于阻滞持续时间的不同。如果将局麻药注射至SA肌肉的浅层,阻滞持续时间可翻倍。SAP阻滞是由Pecs2演变而来的,仅针尖位置较Pecs2阻滞时更偏向尾侧和后侧(图4.18)。于腋中线水平从尾侧向头侧平面内进针[37,38]。

技术　该阻滞通常在坐卧位或侧卧位实施。超声探头向尾侧移动（从Pec2的位置），向外侧靠近腋中线，同时计数肋骨，前锯肌在超声下显示为肋骨上方的薄片状回声。将第5肋置于超声屏幕中央，使用平面内技术从前内侧向后外侧进针。将20mL局麻药注射在腋中线第5肋水平的前锯肌浅面或深部（图4.19和图4.20）。

为了预防气胸等并发症，针尖朝向肋骨进针非常重要。由于毗邻重要结构且需要一定的操作技巧，Pecs2和SAP阻滞被认为是高阶阻滞技能。

适应证　SAP可为单侧胸壁提供镇痛。已有临床研究报道其用于术后镇痛的有效性[39]。

并发症　尚未有并发症的报道，但应注意气胸。

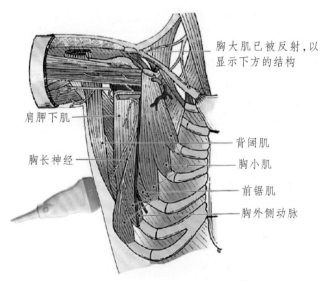

胸大肌已被反射，以
显示下方的结构

肩胛下肌

胸长神经

背阔肌

胸小肌

前锯肌

胸外侧动脉

图4.18　SAP阻滞的相关解剖。

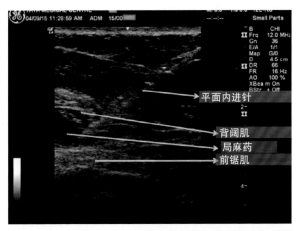

图4.19 SAP阻滞:注意局麻药在背阔肌和前锯肌之间扩散。

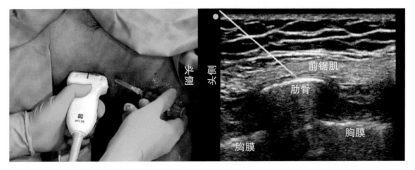

图4.20 在前锯肌和肋骨之间完成SAP阻滞。注意探头的位置和平面内进针。

阻滞要点 SAP阻滞可为多发肋骨骨折提供有效镇痛。相较于肋间阻滞,单次注射10~15mL局麻药的阻滞区域足够覆盖3~4根肋骨。

4.3.3 肋间神经阻滞

解剖 肋间神经起源于胸段脊神经的腹侧支,是包含感觉与运动纤维的混合神经。肋间神经的侧支走行于下位肋骨的上缘。支配肋间肌、背阔肌、前锯肌和腹壁肌肉的运动,以及胸膜、腹膜、胸壁和腹壁前外侧的感觉。

肋间神经阻滞的麻醉效果在阻滞平面内呈带状分布[40,41]。

适应证 用于胸壁和上腹部手术的麻醉;胸部损伤、连枷胸和胸部引流管放置的疼痛管理;以及带状疱疹后神经痛的慢性疼痛治疗[42-49]。

并发症 气胸是已知并发症。

超声技术 患者取侧卧位、坐位或俯卧位。应用高频线阵探头。在旁矢状位视野下肋骨呈弯曲的强回声,后伴声影(肋间肌在相邻肋骨之间),可看到胸膜(随呼吸运动滑动的强回声线)。先扫描肋骨的横断面以计数平面。可从第2肋起往下计数,或从第12肋骨起向上计数[40,41]。另外,可用的标志点是T7水平的肩胛骨尖端[41]。最佳的阻滞位点是肋间神经发出分支之前的肋骨角(棘突外侧6~7cm)[42,43]。神经血管束走行于肋间内肌和肋间最内肌之间。

阻滞可运用平面内或平面外技术,重点是为了避免损伤胸膜及神经周围的血管束,每个平面均需进行水分离验证[44,45]。通过胸膜的滑动和"彗星尾"征检查可明确是否有气胸(两种征象都会在气胸出现后消失[45])。当到达目标平面,小心回抽后可注射3~5mL局麻药。穿刺针通常从下位肋骨的上缘穿刺。

4.3.4　胸膜间阻滞

两层胸膜间注射局麻药可用于胸部和上腹部手术麻醉。由于存在2%的气胸发生率及其他并发症,如胸膜感染或粘连等,一些机构拒绝使用,但有些医疗中心仍常规使用该阻滞[50,51]。采用生理盐水注射的基于体表穿刺技术已广泛使用[52]。超声引导有望降低并发症的发生率。

超声技术　患者可取坐位、侧卧位、半卧位或俯卧位。在腋后线第5~6肋间横向放置高频线阵探头。两层胸膜很难识别,使用平面内技术穿入肋间内肌,其下方显像呈闪亮的白线即是胸膜。然后将针缓慢向前刺穿壁胸膜。注射生理盐水可增加胸膜间穿刺的安全性。先排气,保持穿刺针连接盐水。胸膜间隙呈负压,针尖一旦进入壁胸膜,盐水便开始自动流出。或者可使用低阻力(LOR)注射器[53,54]。可置入导管持续镇痛。

适应证　胸膜间阻滞可为胆囊切除术、胸廓切开术、肾及乳腺手术和肾盂肝胆系统微创介入术提供安全、高质量的术后镇痛。已成功用于多根肋骨骨折、带状疱疹、复杂性区域疼痛综合征、胸部和腹部肿瘤及胰腺炎的镇痛治疗[53-55]。

并发症　气胸、胸膜感染和粘连是已知的并发症。

4.4 背部神经阻滞

4.4.1 竖脊肌平面阻滞

解剖 竖脊肌是从颅底延伸至骶骨中嵴的肌肉群,由髂肋肌、最长肌和棘肌组成(图4.21和图4.22)。2016年由Forero等[56]首次提出,竖脊肌平面(ESP)阻滞是一种新型椎旁筋膜平面阻滞,局麻药可沿横突上方扩散,距棘突外侧3cm左右。局麻药沿筋膜间平面经肋横突间沟扩散至椎旁间隙,麻醉作用主要是阻滞脊神经根的背侧支,有时也会阻滞腹侧支(特别是在胸段)[56,57]。

单次ESP阻滞可达到多节段胸椎旁阻滞(TPVB)的效果,且没有TPVB的风险。自从被提出后,迅速成为区域麻醉和疼痛治疗的常用选择。

在胸腰段注射时,注射点在横突外侧,但在骶椎水平注射时,注射点在骶骨的中间嵴。

患者体位 俯卧位、坐位或侧卧位。

超声技术 应用高频线阵或凸阵(在肥胖患者)探头,矢状面或横断面扫描。平面内技术和平面外技术均可应用。首先,可在横断面成像中识别棘突,接着将探头向外侧移动3cm左右,可显像出横突。将局麻药注射在横突边缘(超声下呈正方形强回声区域)。水分离法可预防无意的竖脊肌肌内注射。有适应证时,从颈椎到骶椎各个水

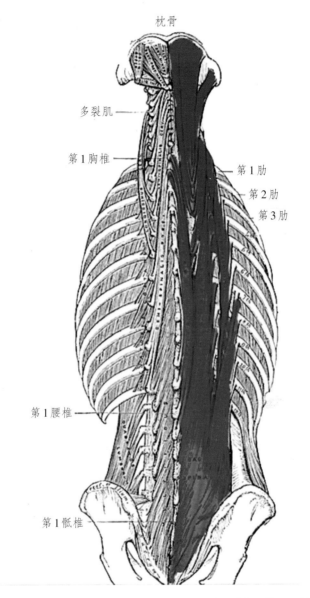

图 4.21 红色突出显示的结构表示三列竖脊肌。内侧至外侧：棘肌、最长肌、髂肋肌。

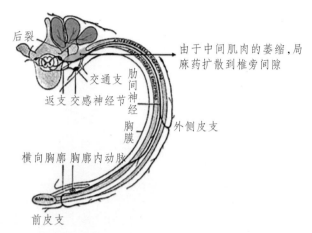

图4.22　ESP相关解剖：肌肉、横突、肋横突间沟、胸神经的背侧支和腹侧支。

平都可实施阻滞。在特定病例中，可单侧或双侧使用多水平注射或连续ESP导管输注，以达到更佳的镇痛效果。在阻滞完成后检查阻滞效果[58]（图4.23至图4.25）。

　　药物和剂量　在T4/T5或T8/T9平面单次注射局麻药0.3mg/kg可为单侧胸部或单侧腹部提供足够的镇痛效果。

　　常用局麻药浓度为0.2%~0.375%罗哌卡因、0.125%~0.25%丁哌卡因或左旋丁哌卡因，佐剂可选择地塞米松4mg。在多模式联合镇痛中，所有的筋膜间平面阻滞均效果显著。

　　适应证

　　●胸部：VATS和开胸手术、肋骨骨折、乳腺手术和开胸心脏手术[59-63]（图4.26）。

　　●腹部：腹腔镜胆囊切除术、胃旁路术[64]、PCNL、肾移植术、剖宫产术、中线腹部手术。

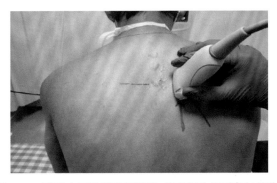

图 4.23 平面内竖脊肌平面阻滞,超声探头置于旁矢状位。

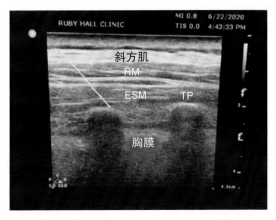

图 4.24 胸部竖脊肌平面阻滞的超声图像。局麻药在横突边缘沿竖脊肌下方扩散。ESM,竖脊肌;RM,菱形肌;TP,横突。

• 新适应证:用于 ASIS 植骨的补救阻滞手段、髋关节及股骨手术(如在 L4 水平)、难治性头痛、慢性肩痛、慢性胸部神经病理性疼痛、脊柱手术术后爆发性疼痛[65-68]。

• 胸部 ESP 阻滞可用于管理多种病因引起的背部疼痛,如根性痛和椎体骨折等。

• 骶部竖脊肌阻滞可用于会阴部镇痛和根性痛的治疗。

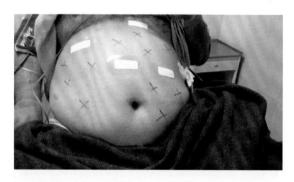

图4.25 在腹腔镜袖状胃切除术病例中,在T8水平进行双侧竖脊肌平面阻滞后,用冰块评估感觉水平(T6-L1)。

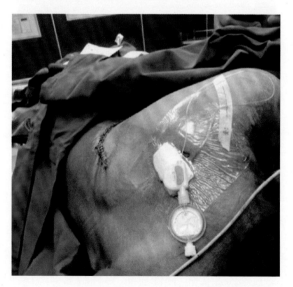

图4.26 竖脊肌连续导管在背阔肌皮瓣乳腺手术中的应用。

并发症 并发症相关病例报道较罕见。仅有局麻药在硬膜外扩散导致的轻度低血压或下肢无力的病例[66]。

阻滞要点

● ESP阻滞是一种从颈部到骶部都可应用的多功能阻滞。

● 在乳腺手术中，相较于需多点注射的胸椎旁阻滞而言，ESP单次阻滞就能获得所需皮肤区域的镇痛。

● ESP包含所有TPVB的优点，而且无TPVB的并发症。

4.4.2　胸腰筋膜平面阻滞

胸腰筋膜平面(TLIP)阻滞是较ESPB更早报道的另一种椎旁筋膜平面阻滞，类似于ESPB，但注射靶点和技术不同。

解剖　TLIP是2015年由Hand及其同事首次报道的ESPB的改良技术[69]。ESP肌肉从内到外由多裂肌、胸最长肌和腰部的髂肋肌三组肌肉构成。脊神经背支在多裂肌和胸最长肌基部分为内侧支、外侧支和交通支。如注射靶点所示，TLIP作用于背支而不是腹侧支(图4.27)。

适应证　腰椎手术术后镇痛、脊髓刺激器植入术的麻醉。

超声技术　通常使用凸阵探头。一般进行双侧阻滞，患者取俯卧位。在腰部任一侧的棘突旁做横向扫描，可见竖脊肌形态。在多裂肌和胸最长肌之间靠近上关节突部位的平面内注射局麻药(15~20mL)。局麻药扩散阻滞背支所有分支[69,70]。为保证皮下神经分支被更好地阻滞，可在ESP区域皮肤和皮下组织注射局麻药5mL。用于该阻滞的药物是0.2%罗哌卡因或0.125%丁哌卡因或左旋丁哌卡因(图4.28)。

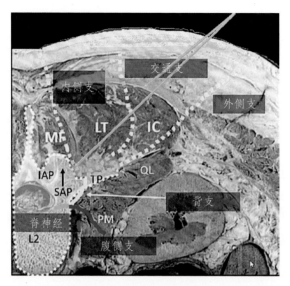

图4.27　TLIP相关解剖和局麻药扩散范围：箭头代表穿刺针方向，蓝色区域为局麻药扩散范围。PM，腰大肌；QL，腰方肌；IC，髂肋肌；LT，胸最长肌；MF，多裂肌；L2，第2腰椎；SAP，上关节突；IAP，下关节突；TP，横突。

阻滞要点

- 脊柱手术、下腰痛、脊柱术后疼痛综合征是TLIP的适应证。

- 虽然其使用局限，但TLIP阻滞在目标区域的镇痛效果确切。

- 基于腰椎解剖结构，上关节突与棘突（脊柱）成像在同一平面，成像更为容易。横突位于棘突稍头侧位置。

4.4.3　胸椎旁阻滞

解剖　Sellheim于1905年首次报道，胸椎旁阻滞（TPVB）是一种对同侧躯体感觉和交感神经的多水平阻滞[71-75]。胸椎旁间隙（TPVS）位于脊柱两侧，是T1-12椎体边缘延伸形成的楔形间隙（图4.29和图

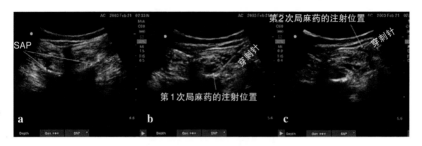

图4.28 超声引导下TLIP阻滞:(a)超声切面显示腰椎的声影和上关节突(SAP)的高回声;(b)穿刺针从平面内入路向SAP穿刺,第1次局麻药的注射位置在SAP上方;(c)退针后第2次局麻药的注射位置在胸腰筋膜和髂肋肌之间。

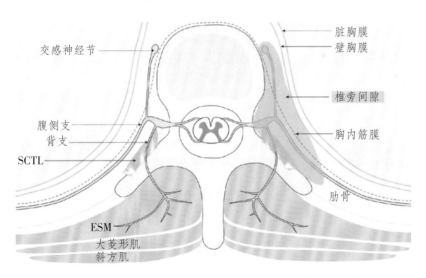

图4.29 胸椎旁间隙的相关解剖。ESM,竖脊肌;SCTL,肋横突上韧带。(Paravertebral Blocks: Anatomical, Practical, and Future Concepts. Curr Anesthesiol Rep. 2019;9:263-270.https://doi.org/10.1007/s40140-019-00328-x)

4.30)。前外侧由壁胸膜构成,基底部由椎体、椎间盘和椎间孔及其内容物构成,后界由横突和肋横突上韧带构成。在壁胸膜前侧和肋横突上韧带后侧的胸内筋膜是胸部深筋膜。在内侧,胸内筋膜与椎体

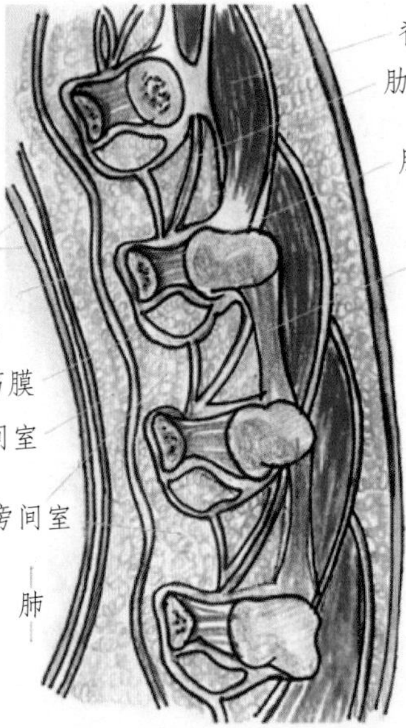

图 4.30　椎旁间隙的矢状剖面图。

骨膜相连接。壁胸膜和胸内筋膜之间的浆膜下筋膜是疏松网状结缔组织层。因此,TPVS 由两个潜在筋膜间隙构成:前方胸膜外椎旁间隙和后方胸内椎旁间隙。TPVS 包含有肋间(脊)神经走行的疏松组织、背支、肋间血管、交通支和交感神经链。脊神经被分隔成小束,相对自由地走行于 TPVS 的疏松组织中,使在 TPVS 中注入局麻药完成阻滞成为可能。TPVS 联通内侧的硬膜外区域和外侧的肋间区域。

适应证

●镇痛:肋骨骨折、带状疱疹神经痛、癌痛、复杂性区域疼痛综合征。

●麻醉及术后镇痛,如乳腺手术[76,77]、胸部[74]和腹部手术(如胆囊切除术、阑尾切除术、疝修补术等)。

并发症

● 气胸(发生率为0.5%)。

● 局麻药硬膜外扩散导致的低血压。

● 如在T1/T2水平实施阻滞,有可逆的副作用,如霍纳综合征。

● 局麻药全身毒性反应(LAST)。

超声技术 高频线阵或凸阵探头,患者取坐位(弯腰)或侧卧屈曲位。

常用技术是用平面内或平面外方法进行旁矢状面的斜位扫描(图4.31)。由Manoj Karmakar博士等推广的另一技术是平面内横位扫描(图4.32)。两种技术要求苛刻,需由经验丰富的麻醉医生完成。

超声解剖标志 识别横突、肋骨、胸膜、肺部、楔形椎旁区域和肋横突韧带[78](图4.33)。壁胸膜向前移位是局麻药注射正确的

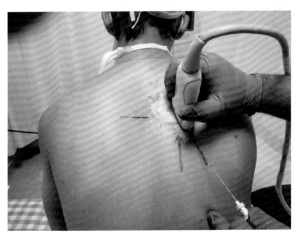

图4.31 旁矢状位扫描平面内入路行TPVB的探头位置。

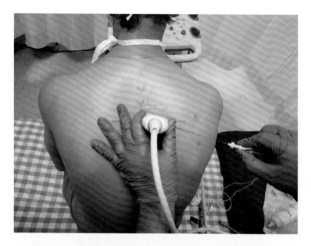

图4.32 横位扫描平面内入路行TPVB的探头位置。

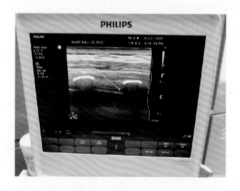

图4.33 旁矢状位胸椎旁阻滞的超声图像,可显示横突(白线)、穿刺针方向(黄色箭头)、胸膜。

标志[76,77,79]。

剂量

• 外科麻醉:0.375%~0.5%的罗哌卡因或丁哌卡因或左旋丁哌卡因在每个平面注射3~5mL。带或不带导管的多平面注射是首选方法。

- 术后镇痛:0.2%罗哌卡因或0.125%~0.25%丁哌卡因/左旋丁哌卡因(佐剂可选)0.3mL/kg或15~20mL。

阻滞要点

- 尽管TPVB可为胸部手术提供满意的镇痛,但由于胸壁肌肉(如胸大肌、胸小肌、前锯肌、背阔肌)由较胸椎旁阻滞(T3-6)更高位来源(C5-T1)的臂丛神经支配,因此仍会产生疼痛。

- 胸部手术麻醉需要多平面TPVB。ESPB可通过单次注射阻断多个皮节且无ESPB的副作用。ESPB是更为安全简单的替代方案。

- TPVB局麻药剂量较大时可扩散至硬膜外而引起低血压。

- TPVB局麻药剂量较大,理论上可阻滞另一侧的椎旁间隙。

(杨立强 李秀华 李水清 赵丹 窦智 译)

参考文献

1. Hebbard P, Fujiwara Y, Shibata Y, Royse C. Ultrasound-guided TAM plane (TAP) block. Anaesth Intensive Care. 2007;35:616–7.
2. Rozen WM, Tran TM, Ashton MW, Barrington MJ, Ivanusic JJ, Taylor GI. Refining the course of the thoracolumbar nerves: a new understanding of the innervation of the anterior abdominal wall. Clin Anat. 2008;21:325–33.
3. Rafi A. Abdominal field block: a new approach via the lumbar triangle. Anaesthesia. 2001;56:24–6.
4. McDonnell JG, O'Donnell B, Curley G, Heffernan A, Power C, Laffey JG. The analgesic efficacy of TAM plane block after abdominal surgery: a prospective randomized controlled trial. Anesth Analg. 2007;104:193–7.
5. Carney J, Finnerty O, Rauf J, Bergin D, Laffey JG, Mc Donnell JG. Studies on the spread of LA solution in TAM plane blocks. Anaesthesia. 2011;66:1023–30.
6. Abdallah FW, Chan VW, Brull R. TAM plane block: the effects of surgery, dosing, technique, and timing on analgesic outcomes. A systematic review. Reg Anesth Pain Med. 2012;37:193–209.
7. Abdallah FW, Laffey JG, Halpern SH, Brull R. Duration of analgesic effectiveness after the posterior and lateral TAM plane block techniques for transverse lower abdominal incisions: a meta-analysis. Br J Anaesth. 2013;111:721–35.
8. Hebbard PD, Barrington MJ, Vasey C. Ultrasound-guided continuous oblique subcostal

TAM plane blockade: description of anatomy and clinical technique. Reg Anesth Pain Med. 2010;35:436–41.

9. Børglum J, Maschmann C, Belhage B, Jensen K. Ultrasound-guided bilateral dual TAM plane block: a new four-point approach. Acta Anaesthesiol Scand. 2011;55:658–63.

10. Børglum J, Jensen K, Christensen AF, Hoegberg LC, Johansen SS, Lönnqvist PA, et al. Distribution patterns, dermatomal anaesthesia and ropivacaine serum concentrations after bilateral dual TAM plane block. Reg Anesth Pain Med. 2012;37:294–301.

11. Niraj G, Kelkar A, Hart E, Horst C, Malik D, Yeow C, et al. Comparison of analgesic efficacy of four-quadrant TAM plane (TAP) block and continuous posterior TAP analgesia with epidural analgesia in patients undergoing laparoscopic colorectal surgery: an open-label, randomised, non-inferiority trial. Anaesthesia. 2014;69:348–53.

12. Toshniwal G, Soskin V. Ultrasound guided transversus abdominis plane block in obese patients. Indian J Anaesth. 2012;56:104–5.

13. Sandeman DJ, Dilley AV. Ultrasound-guided rectus sheath block and catheter placement. ANZ J Surg. 2008;78:621–3.

14. Cornish P, Deacon A. Rectus sheath catheters for continuous analgesia after upper abdominal surgery. ANZ J Surg. 2007;77:84.

15. Blanco R. Optimal point of injection: the quadratus lumborum type I and II blocks. http://www.respond2articles.com/ANA/forums/post/1550.aspx.

16. Sauter AR, Ullensvang K, Niemi G, Lorentzen HT, Bendtsen TF, Børglum J, et al. The Shamrock lumbar plexus block: a dose-finding study. Eur J Anaesthesiol. 2015;32:764–70.

17. Kadam VR. Ultrasound-guided quadratus lumborum block as a postoperative analgesic technique for laparotomy. J Anaesthesiol Clin Pharmacol. 2013;29:550–2.

18. Visoiu M, Yakovleva N. Continuous postoperative analgesia via quadratus lumborum block—an alternative to TAM plane block. Paediatr Anaesth. 2013;23:959–61.

19. Chakraborty A, Goswami J, Patro V. Ultrasound-guided continuous quadratus lumborum block for postoperative analgesia in a pediatric patient. A A Case Rep. 2015;4:34–6.

20. Ecoffey C. Regional anaesthesia in children. In: Raj PP, editor. Textbook of regional anaesthesia. Philadelphia, PA: Churchill Livingstone; 2002. p. 379–93.

21. Kopacz DL, Thompson GE. Celiac and hypogastric plexus, intercostal, interpleural and peripheral neural blockade of the thorax and abdomen. In: Cousins MJ, Bridenbaugh PO, editors. Neural blockade in clinical anaesthesia and management of pain. Philadelphia, PA: Lippincott; 1998. p. 451–85.

22. Reynolds L, Kedlaya D. Ilioinguinal-iliohypogastric and genitofemoral nerve blocks. In: Waldman SD, editor. Interventional pain management. Philadelphia: WB Saunders; 2001. p. 508–11.

23. Waldman SD. Ilioinguinal and iliohypogastric nerve block. In: Waldman SD, editor. Atlas of interventional pain management. Philadelphia: Saunders; 2004. p. 294–301.

24. Willschke H, Marhofer P, Bosenberg A, et al. Ultrasonography for ilioinguinal/iliohypogastric nerve blocks in children. Br J Anaesth. 2005;95:226–30.

25. Eichenberger U, Greher M, Kirchmair L, et al. Ultrasound-guided blocks of the ilioinguinal and iliohypogastric nerve: accuracy of a selective new technique confirmed by anatomical dissection. Br J Anaesth. 2006;97:238–43.

26. Aveline C, Le Hetet H, Le Roux A. Comparison between ultrasound-guided TAM plane and conventional ilioinguinal/iliohypogastric nerve blocks for day-case open inguinal hernia repair. Br J Anaesth. 2011;106:380–6.

27. Gofeld M, Christakis M. Sonographically guided ilioinguinal nerve block. J Ultrasound Med. 2006;25:1571–5.

28. Lee S, Tan JSK. Ultrasonography-guided ilioinguinal-iliohypogastric nerve block for inguinal

herniotomies in ex-premature Neonates. Singapore Med J. 2013;54:218–20.

29. Shanthanna H. Successful treatment of genitofemoral neuralgia using ultrasound guided injection: a case report and short review of literature. Case Rep Anesthesiol. 2014;2014:371703.

30. Wipfli M, Birkhäuser F, Luyet C. Ultrasound guided spermatic cord block for scrotal surgery. Br J Anaesth. 2011;106:255–9.

31. Birkhäuser FD, Wipfli M, Eichenberger U, Luyet C, Greif R, Thalmann GN. Vasectomy reversal with ultrasonography-guided spermatic cord block. BJU Int. 2012;110:1796–800.

32. Porzionato A, Macchi V, Stecco C, Loukas M, Tubbs RS, De Caro R. Surgical anatomy of the pectoral nerves and the pectoral musculature. Clin Anat. 2012;25:559–75.

33. Macéa JR, Fregnani JHTG. Anatomy of the thoracic wall, axilla and breast. Int J Morphol. 2006;24:691–704.

34. Blanco R. The 'pecs block': a novel technique for providing analgesia after breast surgery. Anaesthesia. 2011;66:847–8.

35. Blanco R, Fajardo M, Parras Maldonado T. Ultrasound description of Pecs II (modified Pecs I): a novel approach to breast surgery. Rev Esp Anestesiol Reanim. 2012;59:470–5.

36. Pérez MF, Miguel JG, de la Torre PA. A new approach to pectoralis block. Anaesthesia. 2013;68:430.

37. Blanco R, Parras T, McDonnell JG, Prats-Galino A. Serratus plane block: a novel ultrasound-guided thoracic wall nerve block. Anaesthesia. 2013;68:1107–13.

38. Tighe SQ, Karmakar MK. Serratus plane block: do we need to learn another technique for thoracic wall blockade? Anaesthesia. 2013;68:1103–6.

39. Madabushi R, Tewari S, Gautam SK, et al. Serratus anterior plane block: a new analgesic technique for post-thoracotomy pain. Pain Physician. 2015;18:E421–4.

40. Moore DC. Anatomy of the intercostal nerve: its importance during thoracic surgery. Am J Surg. 1982;144:371–3.

41. Bhatia A, Gofeld M, Ganapathy S, Hanlon J, Johnson M. Comparison of anatomic landmarks and ultrasound guidance for intercostal nerve injections in cadavers. Reg Anesth Pain Med. 2013;38:503–7.

42. Peng PWHBS, Narouze S. Ultrasound-guided interventional procedures in pain medicine: a review of anatomy, sonoanatomy, and procedures: Part I: Nonaxial structures. Reg Anesth Pain Med. 2009;34:458–74.

43. Moore DC, Bridenbaugh LD. Intercostal nerve block: indications, technique and complications. Anesth Analg. 1962;41:1–10.

44. Shanti CM, Carlin AM, Tyburski JG. Incidence of pneumothorax from intercostal nerve block for analgesia in rib fractures. J Trauma. 2001;51:536–9.

45. Reissig A, Kroegel C. Accuracy of transthoracic sonography in excluding post-interventional pneumothorax and hydropneumothorax: comparison to chest radiography. Eur J Radiol. 2005;53:463–70.

46. Curatolo M, Eichenberger U. Ultrasound-guided blocks for the treatment of chronic pain. Techniques Reg Anaesth Pain Manag. 2007;11:95–102.

47. Byas-Smith MG, Gulati A. Ultrasound-guided intercostal nerve cryoablation. Anesth Analg. 2006;103:1033–5.

48. Shankar H, Eastwood D. Retrospective comparison of ultrasound and fluoroscopic image guidance for intercostal steroid injections. Pain Pract. 2010;10:312–7.

49. Ozkan D, Akkaya T, Karakoyunlu N, Arik E, Ergil J, Koc Z, et al. Effect of ultrasound-guided intercostal nerve block on postoperative pain after percutaneous nephrolithotomy: prospective randomized controlled study. Anaesthesist. 2013;62:988–94.

50. Morris CJ, Bunsell R. Intrapleural blocks for chest wall surgery. Anaesthesia. 2014;69(1):85–6.

51. Strømskag KE, Minor BG, Steen PA. Side effects and complications related to interpleural

analgesia: an update. Acta Anaesthesiol Scand. 1990;34:473–7.

52. Scott PV. Interpleural regional analgesia: detection of the interpleural space by saline infusion. Br J Anaesth. 1991;66:131–3.

53. Dravid RM, Paul RE. Interpleural block – part 1. Anaesthesia. 2007;62:1039–49.

54. Dravid RM, Paul RE. Interpleural block – part 2. Anaesthesia. 2007;62:1143–53.

55. Sadana M, Mayall M. Interpleural blocks and clotting abnormalities: a case report. Anaesthesia. 2008;63:553.

56. Forero M, Adhikary SD, Lopez H, Tsui C, Chin KJ. The erector spinae plane block: a novel analgesic technique in thoracic neuropathic pain. Reg Anesth Pain Med. 2016;41(5):621–7.

57. Schwartzmann A, Peng P, Maciel MA, et al. Mechanism of the erector spinae plane block: insights from a magnetic resonance imaging study. Can J Anaesth. 2018;65:1165–6.

58. Chin KJ, McDonnell JG, Carvalho B, Sharkey A, Pawa A, Gadsden J. Essentials of our current understanding: abdominal wall blocks. Reg Anesth Pain Med. 2017;42:133–83.

59. Adhikary SD, Liu WM, Fuller E, Cruz-Eng H, Chin KJ. The effect of erector spinae plane block on respiratory and analgesic outcomes in multiple rib fractures: a retrospective cohort study. Anaesthesia. 2019;74(5):585–93.

60. Ciftci B, Ekinci M, Cem Celik E, Cem Tukac I, Bayrak Y, Oktay Atalay Y. Efficacy of an ultrasound-guided erector spinae plane block for postoperative analgesia management after video-assisted thoracic surgery: a prospective randomized study. J Cardiothorac Vasc Anesth. 2019. pii:S1053-0770(19)30407-0.

61. Nath S, Bhoi D, Mohan VK, Talawar P. USG-guided continuous erector spinae block as a primary mode of perioperative analgesia in open posterolateral thoracotomy: a report of two cases. Saudi J Anaesth. 2018;12(3):471–4.

62. Gurkan Y, Aksu C, Kus ̈ A, Yorukoglu UH, Kılıc CT. Ultrasound guided erector spinae plane block reduces postoperative, opioid consumption following breast surgery: a randomized controlled study. J Clin Anesth. 2018;50:65–8.

63. Krishna SN, Chauhan S, Bhoi D, et al. Bilateral erector spinae plane block for acute post-surgical pain in adult cardiac surgical patients: a randomized controlled trial. J Cardiothorac Vasc Anesth. 2019;33(2):368–75.

64. Chin KJ, Malhas L, Perlas A. The erector spinae plane block provides visceral abdominal analgesia in bariatric surgery a report of 3 cases. Reg Anesth Pain Med. 2017;42(3):372–6.

65. Tulgar S, Kose HC, Selvi O, et al. Comparison of ultrasound-guided lumbar erector spinae plane block and transmuscular quadratus lumborum block for postoperative analgesia in hip and proximal femur surgery: a prospective randomized feasibility study. Anesth Essays Res. 2018;12(4):825–31.

66. Selvi O, Tulgar S. Ultrasound guided erector spinae plane block as a cause of unintended motor block. Rev Esp Anestesiol Reanim. 2018;65(10):589–92.

67. Ueshima H, Inagaki M, Toyone T, Otake H. Efficacy of the erector spinae plane block for lumbar spinal surgery: a retrospective study. Asian Spine J. 2019;13(2):254–7.

68. Ueshima H, Otake H. Successful cases of bilateral erector spinae plane block for treatment of tension headache. J Clin Anesth. 2019;54:153.

69. Hand W, Taylor J. TLIP block. Can J Anesth. 2015;62:1196–200.

70. Aniskalioglu A, Yayik AM. USG guided lateral TLIP. J Clin Anesth. 2017;40:62. https://doi.org/10.1016/j.clinane.2017.04.015.

71. Conacher ID. Resin injection of thoracic paravertebral spaces. Br J Anaesth. 1988;61(6):657–61.

72. Naja Z, Lonnqvist PA. Somatic paravertebral nerve blockade. Incidence of failed block and complications. Anaesthesia. 2001;56(12):1184–8.

73. Pace MM, Sharma B, Anderson-Dam J, Fleischmann K, Warren L, Stefanovich P. Ultrasound-guided thoracic paravertebral blockade: a retrospective study of the incidence of complica-

tions. Anesth Analg. 2016;122(4):1186–91.

74. Uskova A, LaColla L, Albani F, Auroux AS, Chelly JE. Comparison of ultrasound-assisted and classic approaches to continuous paravertebral block for video-assisted thoracoscopic surgery: a prospective randomized trial. Int J Anesthesiol Res. 2015;3(1):9–16.

75. Cowie B, McGlade D, Ivanusic J, Barrington MJ. Ultrasound-guided thoracic paravertebral blockade: a cadaveric study. Anesth Analg. 2010;110(6):1735–9.

76. O Riain SC, Donnell BO, Cuffe T, Harmon DC, Fraher JP, Shorten G. Thoracic paravertebral block using real-time ultrasound guidance. Anesth Analg. 2010;110(1):248–51.

77. Hara K, Sakura S, Nomura T, Saito Y. Ultrasound guided thoracic paravertebral block in breast surgery. Anaesthesia. 2009;64(2):223–5.

78. Pusch F, Wildling E, Klimscha W, Weinstabl C. Sonographic measurement of needle insertion depth in paravertebral blocks in women. Br J Anaesth. 2000;85(6):841–3.

79. Karmakar M. Musculoskeletal ultrasound for regional anaesthesia and pain medicine. 2nd ed; 2016. p. 345–70.

第5章 中枢神经轴阻滞

Swati Parmar, Balakrishnan Ashokka

缩略语

ASA 脊髓前动脉

CSE 腰硬联合麻醉

CSF 脑脊液

LA 局麻药

LAST 局麻药全身毒性反应

LDNP 大管经穿刺针刺破硬脊膜

PDPH 硬膜穿刺后头痛

PSA 脊髓后动脉

SAB 蛛网膜下腔阻滞

SCL 骶尾韧带

TP 横突

USG 超声引导

S. Parmar(⊠) · B. Ashokka

Department of Anaesthesia, National University Hospital, Singapore, Singapore

5.1 解剖

轴索间隙　脊柱(图5.1)从颅骨底部一直延伸至骨盆下部。

骨骼　脊柱由33节椎骨组成。了解典型腰椎解剖对于完成中枢神经轴阻滞至关重要。每节椎骨都有两个主要部分,即椎体和后椎弓。椎弓还包括椎弓根、椎板和上下关节突,如图5.2所示。椎骨有两个向外的横突、一个源于椎板/椎体后侧的棘突、两个上关节突及两个下关节突。

前凸的腰段脊柱由腰椎椎骨组成,每节椎骨包含一个巨大的肾

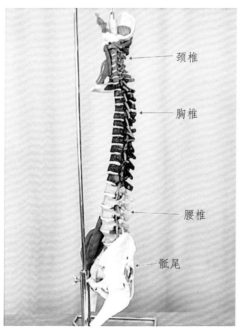

颈椎

胸椎

腰椎

骶尾

图5.1　从颅骨底部延伸至骨盆的脊柱节段。

形椎体、一个不分叉的棘突、较厚的椎弓根、短粗的横突和三角形的椎间孔。脊髓从椎弓与椎体间的间隙通过。椎管内有脊髓、脊神经和血管通过。

5.1.1　椎间盘和韧带

每个椎骨都通过椎间关节和韧带与相邻的椎骨相连,同时这些关节和韧带也起到维持脊柱稳定性、活动性和重量传递的作用。

椎间盘是脊柱的缓冲垫,椎间盘的中心部分是髓核,起源于胚胎的胶状、柔软、无血管的弹性组织(图5.2)。围绕髓核的是一层同心环样的纤维软骨(纤维环)。

在进行脊椎麻醉/硬膜外麻醉相关的解剖结构中,有一些韧带很关键(表5.1)。

项韧带是指附着于C7(注:原文为T7,译者勘误)棘突到枕外隆凸的黄韧带。

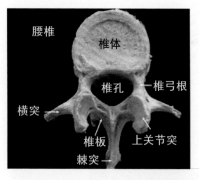
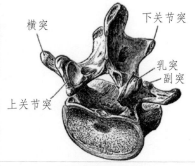

图 5.2　典型的腰椎。Image source: Wikimedia commons. Digially modified and rendeved by Dr. Arunangshu chakraborty.

关节　上下关节突位于椎板和椎弓根的连接处,下位椎体的上关节突与上位椎体的下关节突相邻,形成关节突关节。

脊髓被膜　环绕脊髓共有 3 层膜结构,即硬脊膜、脊髓蛛网膜和软脊膜(表 5.2),膜内充满脑脊液,起到支撑脊髓的作用。

表 5.1　脊柱的韧带

韧带	范围	备注
棘上韧带	C7 棘突尖到骶骨	在腰段变薄,是进行正中入路穿刺时首先遇到的韧带
棘间韧带	从前方的黄韧带延伸至后方的棘上韧带	正中入路穿刺时第 2 个遇到的韧带
黄韧带	连接相邻椎板	韧带致密且有弹性,在硬膜外穿刺时产生阻力消失感,一般 3~5mm 厚
后纵韧带	位于椎体和椎间盘的后部	
前纵韧带	椎体/椎间盘的前部,从 C2 延伸至骶骨	

表 5.2　膜结构

膜结构	范围	意义
软脊膜	下方与终丝融合	最内层的脊膜
蛛网膜	终止于 S2	脊髓圆锥远端蛛网膜下腔扩张形成终池
硬脊膜	枕骨大孔至终丝	神经根穿硬脊膜时包被神经根形成神经外膜

5.1.2 脊髓

脊髓从枕骨大孔底部的脑干延伸至L1-2水平的脊髓圆锥。脊髓横断面的中央部分是脊髓的灰质,其余部分是脊髓的白质。灰质由神经胶质细胞和神经元细胞体组成,而白质由有髓鞘轴突组成。背根由返回脊髓的感觉神经元组成,同时还包括背根神经节(DRG)。DRG是返回脊髓的神经元细胞体的集合,而腹根由运动神经元组成,支配外周器官。

脊髓的主要血液供应来自一条脊髓前动脉(ASA)和两条脊髓后动脉(PSA)(图5.3)。椎动脉走行于C1-6的横突孔内,并穿过枕骨大孔形成基底动脉。起自椎动脉的ASA通过脊髓前沟沿着脊髓下行。

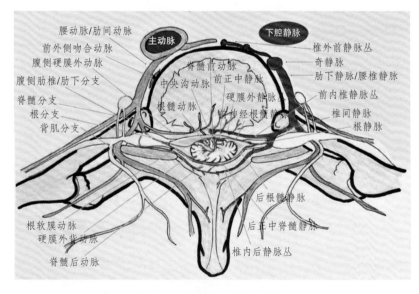

图5.3 脊髓横断面及其血液供应。

ASA 为脊髓前 2/3 区域提供血液供应,而 PSA 则为脊髓的后 1/3 区提供血液供应。

两者都有辅助动脉供应,它们是供应 ASA 和 PSA 的节段性动脉。节段性动脉发出分支形成根动脉及髓动脉。

静脉回流来自脊髓前后静脉。这些静脉通过硬膜外隙的内静脉丛汇入外静脉丛。

皮节可帮助我们确定神经轴索麻醉的平面,以及是否可进行所需的外科手术。图 5.4 显示了身体的各个皮神经及皮节分布。

中枢神经轴阻滞主要有 3 种常规类型:蛛网膜下腔阻滞、硬膜外阻滞、骶管阻滞。

表 5.3 列出了中枢神经轴阻滞的适应证和禁忌证。

5.2 中枢神经轴阻滞的生理学及对其他系统的影响

中枢神经轴阻滞会对人体的大部分系统产生影响,主要影响心血管系统和中枢神经系统(表 5.4)。并发症的预防需要依靠对不良反应的专业预判和适时处理。患者体征可能先于监护仪器参数变化。我们需要特别警惕阻滞后的初始阶段,给予患者最佳的液体预负荷/联合负荷,并准备抢救用的正性肌力药或血管升压药。硬膜外阻滞的优点是心血管变化是分级的。蛛网膜下腔阻滞起效最快,因此其副作用也会立即被发现。

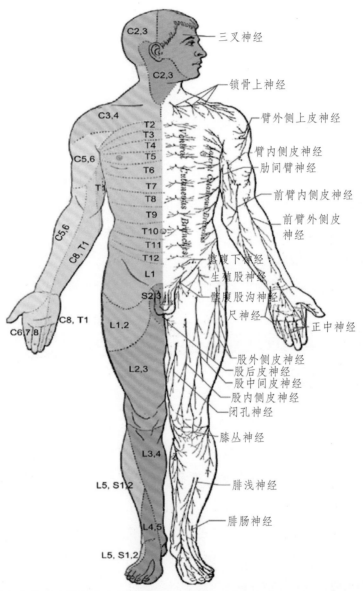

图 5.4 皮节和皮神经分布。（Resource: By Mikael Häggsbröm, used with permission. File: Gray 797.png）

表5.3　中枢神经轴阻滞的适应证和禁忌证

适应证	禁忌证
下肢手术 泌尿外科、妇科、盆腔手术 产科手术	**绝对禁忌** 患者拒绝 预期阻滞部位存在感染 颅内高压,颅内病变 严重的低血压状态 局麻药过敏 **相对禁忌** 脓毒症 凝血障碍 固定的CO状态,如强直性脊柱炎 无法取得患者知情同意 腰骶椎先天性缺损修复/固定术后

5.2.1　药理学:局麻药+佐剂

蛛网膜下腔阻滞较硬膜外阻滞或骶管阻滞所需局麻药剂量小。脑脊液(CSF)与脊神经直接接触。脑脊液可达脊神经在椎间孔的出口水平。相比于硬膜外阻滞和骶管阻滞,蛛网膜下腔阻滞没有诸如硬脊膜之类的屏障,因此蛛网膜下腔阻滞局麻药起效更快。

蛛网膜下腔阻滞时,局麻药与脊神经和交感神经节直接接触。

5.2.2　影响局麻药扩散的因素

患者体位　当患者处于坐位时,患者下腰段和骶骨节段的局麻药浓度更高,尤其是在使用重比重药液时。所以尽早使患者处于稳定的仰卧位,可尽可能地降低上述影响。当训练有素的麻醉助理无

表5.4 中枢神经轴阻滞的生理效应

系统	原因	临床意义
心血管系统	严重交感神经阻滞 高位脊髓平面阻滞同时也阻滞心脏加速神经纤维 严重的外周血管扩张/动脉张力丧失	低血压 心动过缓/心动过速 恶心/呕吐 寒战
呼吸系统	阻滞平面过高	累及颈神经导致呼吸肌麻痹 呼吸困难
胃肠道	交感神经阻滞 蠕动增加 鞘内注射阿片类药物	恶心、呕吐 腹部重要器官缺血
肾脏	骶副交感神经阻滞	尿潴留
中枢神经系统	穿破硬脊膜造成脑脊液丢失 脑脊膜的牵拉 穿刺针直接刺伤脊神经 亲脂性局麻药+阿片类药物	硬脊膜穿刺后头痛 听力损伤 永久性下肢神经功能缺损 抽搐,呼吸中枢抑制

法为患者摆出理想的侧卧位时,坐位似乎是更好的选择。

穿刺节段的选择 脊柱前凸的顶端在腰椎中段(L2-3)附近,在下腰段L4-5及其以下的节段进行硬膜外阻滞时,需要大剂量的药物才可达到T10以上的水平。在腰椎远端节段给予单次剂量的椎管内麻醉时,需仔细监测并调整患者的体位,例如,采取头低脚高位来确保剖宫产孕妇获得良好的感觉平面。

局麻药和佐剂的选择 配制局麻药时主要考虑的是通过添加葡萄糖来调节局麻药的比重。这使得医生可通过调整患者体位来调节局麻药的扩散,例如,鞍区阻滞可采取坐位。轻比重药液在很多时候是不实用的,而使用等比重药液可减少体位改变产生的影响,在侧卧位时达到更理想的阻滞效果。例如,髋部骨折手术侧向上,与重比重药液相比,等比重药液具有更长的作用时间或感觉阻滞深度。

佐剂　佐剂在提高局麻药的作用时间、麻醉效果、起效速度等方面有着重要作用。阿片类药物是最常用的佐剂。位于脊髓背角第一层和第二层的鞘内阿片类受体减少了伤害性感受的传递。高脂溶性和低酸度系数的阿片类药物具有极强的快速镇痛效果,但其作用的持续时间较短。吗啡等低脂溶性的阿片类药物起效缓慢,但作用持续时间长,这也与药物向颅脑扩散有关[1]。鞘内吗啡的镇痛作用可长达24小时。给予剖宫产手术患者100~200μg的鞘内吗啡可提高患者的舒适度[2]。硬膜外给予3mg吗啡也足以达到类似的镇痛效果。阿片类药物可作用于中枢神经系统和外周神经系统。其他佐剂包括丁丙诺啡、曲马多、右美托咪定、可乐定、地塞米松、氯胺酮、咪达唑仑、新斯的明。选择其中任何一种药物时,都要考虑其有效性和安全性。

局麻药的剂量　局麻药剂量取决于所需的感觉阻滞平面高度及患者的身高。子宫下段剖宫产术所需的麻醉平面为T6,所需局麻药剂量为0.5%丁哌卡因重比重液1.6~2.5mL。

局麻药的扩散　在脊髓麻醉过程中,远端完全阻滞后麻醉平面向头侧上升。硬膜外麻醉是节段性的,很大程度上依赖于注射剂量和相应的头尾扩散。局麻药剂量比其比重更具决定性。肥胖造成的硬膜外隙脂肪堆积,以及椎管的骨化都会促进局麻药向头侧扩散。

阿片类药物的亲脂性决定了阿片类药物的局部(芬太尼,亲脂性)与全身(吗啡,亲水性)扩散作用。

5.2.3　中枢神经轴阻滞的实施:设备

● 脊椎麻醉在无菌原则下实施。麻醉医生必须严格遵循无菌操作,穿无菌服、戴无菌手套。背部皮肤消毒可用聚维酮碘或氯己定,每种消毒剂都有其自身的优势。碘剂需要2~3分钟的接触时间,并且由于它的颜色深,因此很容易识别未消毒的区域,而氯己定的特点是起效迅速且颜色透明。

● 在对皮肤进行消毒后,必须立即丢弃消毒剂,因为它可能会污染脊椎穿刺针。之前就曾出现过氯己定被注射到鞘内的错误操作。污染的脊椎穿刺针可能会导致化学性脑膜炎。

● 手术室也必须备齐全身麻醉设备。应准备好气道设备、全身麻醉和急救药品。

● 应经常检查脂肪乳的有效期,以及其是否方便取用。如果当天要进行区域麻醉,应在早上检查局麻药全身毒性反应(LAST)抢救车。

● 术前必须根据AAGBI指南准备常规监护仪和大号留置针。

● 应按照科室规范,根据心功能的不同用晶体液给予患者联合负荷或预负荷。

● 按照个人喜好选择脊椎穿刺针的直径。例如,一根细的27G笔尖式穿刺针与斜面针相比,引起硬膜穿刺后头痛(PDPH)的概率更小。在置入笔尖式穿刺针之前需要一个导引器来切断韧带。

- 产科患者最常用的针是带导引器的 27G Whitacre 针。
- 硬膜外穿刺常用 16/18G Tuohy 针，针体上有 9cm 长的刻度（表 5.5）。

5.2.4　体位与穿刺方法

- 脊椎麻醉时患者的体位取决于麻醉医生的偏好和患者的舒适度。
- 触诊脊柱标志时，最好采取坐位，在坐位时，腰椎硬膜囊扩张程度最大。当患者被要求仰卧时，腰椎曲度可防止药物突然向头侧扩散。
- 侧卧位对患者来说更加舒适，但可能需要帮助患者保持肩膀和骨盆的稳定，防止脊椎旋转。这种背部卷曲的姿势或称为"全身屈曲"或"胎儿式"可更好地打开椎间隙。
- 侧卧位会使腰椎变直，药物向头侧扩散的可能性更大。

表 5.5　脊椎穿刺针

穿刺针	说明
笔尖式	不切割组织，圆头
Whitacre 针	开口距离针尖 3~4mm
Sprotte 针	
斜面针	尖头，短斜面
Quincke 式	
腰硬联合麻醉	通常是细管径笔尖式针从硬膜外针内穿过(针内针)

5.2.5 中枢神经轴阻滞的并发症

血流动力学改变：

- 低血压。

- 心动过缓。

- 心脏停搏。

- 孕妇仰卧位低血压。

呼吸暂停及其他呼吸系统并发症：

- 分泌物增加。

- 支气管痉挛——交感神经阻滞后副交感神经活动性增强。

- 呼吸肌麻痹——呼吸模式改变。

- 咳嗽无力。

神经损伤：

- 神经失用。

- 神经断伤。

- 轴突断伤。

脊髓和硬膜外血肿。

残余神经失用。

马尾神经损伤。

5.2.6 中枢神经轴阻滞的优点

- 有效缓解术中和术后疼痛。

- 降低全身应激反应：体液和自主神经效应。

- 降低深静脉血栓形成和后续肺栓塞的风险。

- 改善手术操作条件:改善微循环及肠系膜的血供。

- 减少术后恶心和呕吐(PONV):减少阿片类药物使用量,改善肠蠕动,减少肠胀气。

- 改善术后呼吸功能:更早下床,更好地参与胸部物理治疗,增强咳嗽的能力,最小限度地限制膈肌运动,从而降低基底段肺不张的发生率。

5.2.7 超声解剖学指导

超声检查广泛应用于椎管内间隙的确定。在许多机构,在尝试阻滞前对腰部进行超声扫查或至少让超声机处于待机状态已成为惯例。可在超声引导下实时进行椎管内阻滞,但这种操作不太方便且费时[3]。

在进行困难的椎管内阻滞之前,如肥胖患者/产科病例/脊柱侧弯/脊柱骨质增生患者体表标志很难触及,一些麻醉医生喜欢用超声引导(USG)标记间隙并确定硬膜外深度[4]。

超声联合透视检查已常规用于慢性疼痛手术,该方法可明显减少辐射暴露[5]。

最近,许多文章阐述了超声引导在产科麻醉中的实用性,因为肥胖会使体表标记不清,而超声引导有助于减少穿刺次数并提高镇痛效果。

操作前的常规扫查可提高住院医师的学习效率,麻醉医生也可将超声引导的知识运用到一些疑难病例中。

工效学也发挥着重要作用,因为它可减少操作者的疲劳感并提高操作时的舒适度。

5.3　椎管超声检查

准备　首选频率为2~5MHz的凸阵探头,因为它的覆盖范围更广。应采用无菌技术用无菌材料覆盖探头。探头可用两片大的透明薄膜(相互垂直)进行包绕,工作站和线缆可用无菌单覆盖。腹腔镜镜头罩也被广泛用于超声探头的无菌准备。

体位　本着利于阻滞操作和保证患者舒适度的原则,患者可根据情况采用坐位、侧卧位或俯卧位。

探头朝向　检查定向标记以明确进针点。探头应与脊柱纵轴平行,标记点朝向头侧。在拿起探头进行任何区域阻滞操作之前,应常规确认探头朝向。应牢记这一点,这样才不至于在寻找解剖结构的操作过程中再去辨认探头的朝向。

超声视窗　超声波无法穿透骨骼,会在骨骼下方产生所谓的黑色声影,所以有两个地方可作为我们观察椎管内结构的窗口。第一个是短轴扫描时的棘突间隙,第二个是旁正中矢状位扫描时的椎板间隙。

5.3.1　超声探头的放置

上述切面(图5.5)常用于寻找脊髓的声窗。了解不同切面的基本

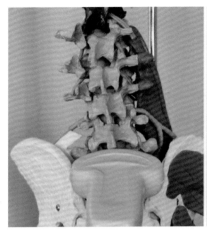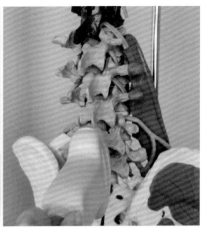

图5.5　脊柱超声图像扫描技术：左，横向扫描；右，矢状扫描。

定义将有助于更好地描述它们。

　　横断面　人在站立时平行于地面并垂直于冠状面的水平面，其将身体分为上下两部分。

　　冠状面　人在站立时垂直于地面并垂直于矢状面的平面，其将身体分为前部和后部。

　　正中平面　穿过身体中线的纵向平面，其将身体分为左右两部分。

　　矢状面　平行于正中平面的纵向平面。

　　从骶骨区域开始扫描，识别腰骶部结构，在向头侧推进超声探头的过程中进行计数。骶骨头侧出现的第一个间隙是L5–S1间隙。其他间隙可依次计数（图5.6）。

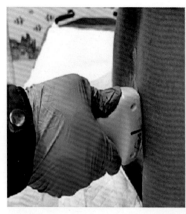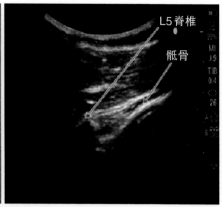

图5.6 借助L5–S1间隙对腰椎间隙进行计数。

横向扫描

人在站立时横断面是平行于地面的水平面。将超声探头放置在棘突上(图5.7),然后逐渐移动探头至棘突间隙,以获得清晰的硬脊膜图像。当探头置于棘突上方时,棘突的高回声结构会掩盖椎管间隙。这可能不利于查看椎管内结构,但它可明确探头是否放置在中线上方。横向扫描可显示棘突及其声影。

要完整显示棘突间横断面视图,需将探头向上或向下倾斜,以便超声波透过棘突间隙(图5.8)。其中可见的结构是硬脊膜后部和硬膜外隙。充满液体/脑脊液的黑色声窗是鞘内区域。也可看到硬脊膜前部的高回声结构。双侧可见关节突(AP)的超声影,表现为"猫头"征或"蝙蝠翼"征。

矢状扫描

矢状面是中线的纵向平面(图5.9)。矢状扫描是为了标记穿刺

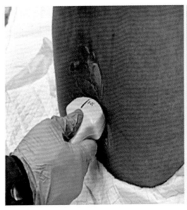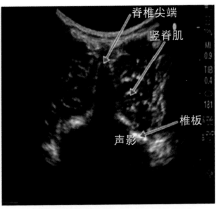

图5.7 棘突水平的横向扫描。

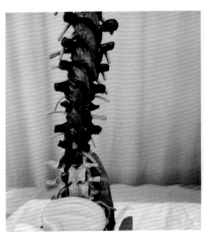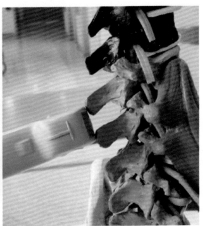

图5.8 棘突间水平的横向扫描。

点。皮肤标记也可通过横向扫描来完成。

通过这种方式,可在两个平面上画线来确定中点。若要实时观察穿刺针的位置,首选旁正中矢状斜位(PMSO)视图,其探头在矢状面上向内侧倾斜。

　　将探头从矢状面移动到旁矢状面的技术如图5.10所示。超声探头平行脊柱依次扫过椎板、关节突和横突。

　　在这个层面上,可看到椎管内结构。透过椎板间隙可看到黄韧带、硬脊膜高回声结构。硬脊膜前方为蛛网膜下腔,其内充满脑脊液,呈低回声。有时可见硬脊膜前部高回声。

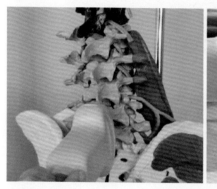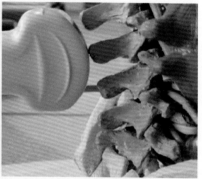

图5.9　矢状扫描可获得脊柱的纵向视图。

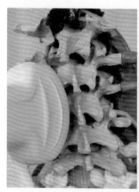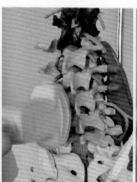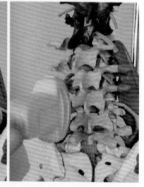

图5.10　将探头从矢状面移动到旁矢状面的扫描技术。我们可看到椎板,表现为高回声,看起来像马的头部和颈部,称为"马头"征(图5.11)。

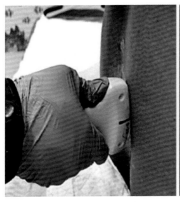 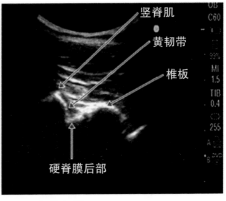

竖脊肌

黄韧带

椎板

硬脊膜后部

图5.11 椎板的矢状扫描。

当我们在关节突上横向移动探头时,会出现没有任何间隙的高回声波,形态像驼峰,称为"驼峰"征(图5.12a)。

关节突的更外侧是横突(TP)。它们呈现小而圆的高回声结构,由于这些手指状的突起看起来像三叉戟,所以又称"三叉戟"征(图5.12b)。

5.4 阻滞要点

脊椎麻醉阻滞不全

当脊椎麻醉平面达不到理想高度(如剖宫产手术的T4),或麻醉药浓度不足以充分阻滞中枢神经纤维时,通常会出现这种现象。

尽管尽了最大努力,但在很多情况下还是很难得到想要的效果。

理想的做法是阻滞操作前,事先向患者解释上述所有可能的结

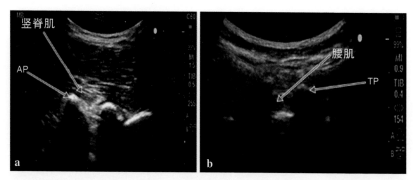

图 5.12 旁正中矢状扫描——(a)关节突水平(AP)和(b)横突水平(TP)。

果(脊椎麻醉失败)。手术室应为全身麻醉做好充分准备。

尽管采取了必要措施,但患者腹部未被麻醉的部分仍有感觉,这将招致患者不满,并可能导致患者过度焦虑。在确认麻醉平面后,应针对性地应用镇静剂来缓解患者的焦虑。

图 5.13 展示了脊椎麻醉系统化管理流程。

脊椎穿刺的难点

脊椎麻醉操作中的难点与可变因素有关,如患者焦虑(考虑镇静)、患者体位不理想(合格的助手调整患者体位,由坐位到侧卧位,反之亦然)和先天性解剖变异。解剖变异包括过度的腰椎前凸、脊柱后凸、棘间韧带钙化和引起活动受限的反应性背部关节炎(强直性脊柱炎)。通过充分的术前脊柱体表标志测量和超声引导下解剖标志定位,大多数此类情况可得到有效解决。脊柱侧弯最好从曲线的凸面穿刺,因为该角度的间隙更宽。脊柱的其他情况主要通过熟练的旁正中入路来穿刺,以免正中入路遇到骨化的韧带。

需要在术前检查腰椎间盘源性神经功能异常,并在实施中枢神

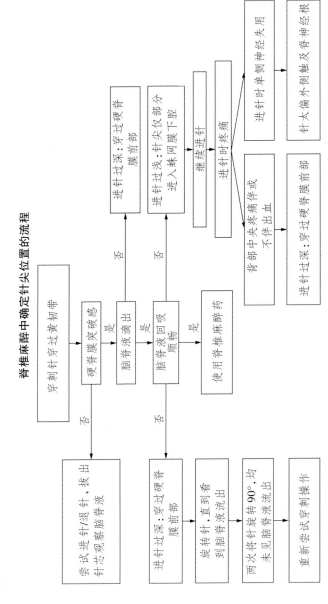

图 5.13　脊椎麻醉系统化管理流程图。

经轴阻滞之前应仔细记录先前存在的异常情况。由于大多数腰部或下背部疼痛发生在L4–S1节段，因此可考虑在L2–3和L3–4节段进行中枢神经轴阻滞。

　　体内有脊椎内固定装置的患者需要通过放射学检查来确认植入物和杆的位置。L2以上的内固定通常更安全，同时有报道表明，在超声引导下对腰椎内固定患者进行硬膜外麻醉是安全的。潜在的问题是偶发的脊髓栓系或粘连会增加穿破硬脊膜的风险，同时通过导管给药会增加脊柱感染的风险。

大管径穿刺针刺破硬脊膜和鞘内置管的术中管理

　　图5.14。孕妇急产时，分娩镇痛的实施具有挑战性。子宫的频繁持续收缩可导致硬膜外血管充血，以及硬膜囊压力和容积的动态变化。孕妇在宫缩期间不能保持体位，宫缩缓解后突发的动作，都会增加大管径针头刺破硬脊膜（LDP）的概率。

　　下面的流程图描述了当硬膜外穿刺针进针时出现脑脊液"涌出"，或硬膜外穿刺基本正常但发生鞘内置管放置不慎时的术中决策流程。一旦出现大量脑脊液漏出，需快速决策，以避免更多的脑脊液漏出。无论是放弃手术还是换一个间隙放置硬膜外导管，退针之前都需要先将针芯放回穿刺针。这样做是为了将硬脊膜推回，以减少脑脊液外漏。因为理论上将破口处的硬脊膜拉向硬膜外隙会使开口变大，可能加重脑脊液外漏。

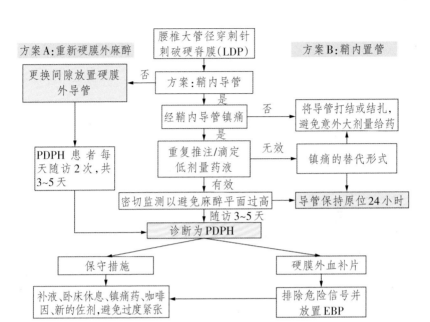

图 5.14　大管径穿刺针穿破硬脊膜后的处置流程。PDPH, 硬膜穿刺后头痛；EBP, 硬膜外血补片。

　　通常会采取措施将破孔部分"封闭"，将硬膜外导管置入鞘内持续 24 小时，会形成细纤维蛋白网。最新的回顾性研究表明，强烈宫缩期间预防硬膜穿刺后头痛（PDPH）的最佳方案尚未达成共识，如鞘内置管或通过硬膜外持续输注实现硬膜外正压。

　　PDPH 是颅内压低的表现。硬脑膜受到牵拉引起额颞部疼痛。保守治疗措施包括卧床休息、避免直立、补液、口服镇痛药和咖啡因以改善血管张力。如果保守治疗无效，日常生活活动受到影响，建议硬膜外注射 15~40mL 自体血，形成硬膜外血补片（EBP），成功率大于90%。

一些麻醉医生倾向于放置鞘内导管。理想的方法是在意外穿破硬脊膜后放置1根鞘内导管，并保持至少24小时，以减少头痛的发生。医疗机构应制定一个指南，以避免麻醉医生与其他人员沟通不畅。管理计划外鞘内导管时应遵循的步骤如图5.15所示[6]。

置管：当你看到脑脊液涌出套管针时，将硬膜外导管置入鞘内。

确认：有几种方法可确认抽出的液体是脑脊液。一个简单的测试是提高导管高度，不会出现新月征。或者用快速测试棒检测液体中的葡萄糖和蛋白质。

标记：在多个部位适当标记"鞘内导管"。过滤器、输液器、输液袋均需贴上特有的颜色标识的"鞘内导管"标签。

沟通：应立即通知患者及其家属，并与他们讨论已知的并发症。建议留置导管24小时。与接手管理患者的麻醉医生沟通，应告知病房工作人员有关导管的情况。在病历记录中应显著标明麻醉医生将在24小时后随访并取出导管。同时，如果患者出现神经功能障碍、头痛、背痛，应立即通知麻醉医生。

随访：PDPH通常在术后24~48小时出现，可通过口服镇痛药来缓解，可能需要对患者进行多次随访。

脊髓前动脉（ASA）综合征

急性ASA综合征的特征是双侧肢体轻瘫或低于病变水平的疼痛、运动反射消失、分离性感觉障碍。最常见的原因是术中持续性低血压，血管疾病导致血流阻塞。

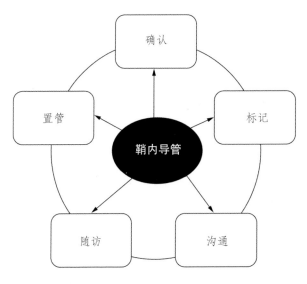

图5.15　鞘内导管的管理示意图。

马尾综合征(CES)

CES是中枢神经轴阻滞后的一种神经系统并发症,并发下肢神经功能障碍、膀胱和肠道受累。创伤、感染、血肿、鞘内置管和局麻药注射是少数引起马尾综合征的直接原因。马尾神经通常是无髓鞘的,就像马的尾巴一样,更容易造成损伤。在该综合征发病后48小时内对患者进行治疗效果较好。

背痛

慢性背痛史提示腰背部肌肉、关节或韧带拉伤。椎间盘突出压迫神经可能引起剧烈疼痛。椎间盘在脊柱中起到缓冲作用。任何纤维环撕裂都可能导致椎间盘突出,也可能因此出现神经功能障碍。

麻醉医生必须在给予任何类型的中枢神经轴阻滞前进行详细的神经学检查,并记录在案。

多发性硬化

多发性硬化是一种影响神经系统的自身免疫性疾病,可引起神经髓鞘的炎症和破坏。多见于年轻女性。在进行剖宫产或分娩镇痛时,麻醉医生可能会遇到多发性硬化患者。已受损的神经发生其他病变的风险为 0.4%[7],被称为"双重挤压综合征"现象。此外,脱髓鞘神经元也会使传导延迟。由于产科患者出现困难气道的后果相较短暂的下肢神经症状更为严重,因此区域麻醉仍然是许多产妇的首选。全身麻醉会导致胎儿暴露于阿片类药物及其他静脉诱导药物中。应在麻醉访视时由患者、产科医生、儿科医生、神经科医生共同决定是否使用中枢神经轴阻滞。

文身

在文身过程中,针头会穿透表皮,色素会沿着整个针道沉积。愈合后,色素被巨噬细胞吞噬并分泌进入淋巴系统。这种色素留在疏松的纤维组织中,使其呈现颜色。麻醉医生应注意腰部的文身,因为在进行中枢神经轴阻滞时,色素可能转移到脑脊液,并可能导致感染、炎症、神经病变和脑膜炎。有人建议在进行麻醉穿刺之前应在皮肤上做一个切口[8]。

硬膜外中枢神经轴阻滞的流程结构见图5.16。

硬膜外麻醉定位穿刺针的流程结构图

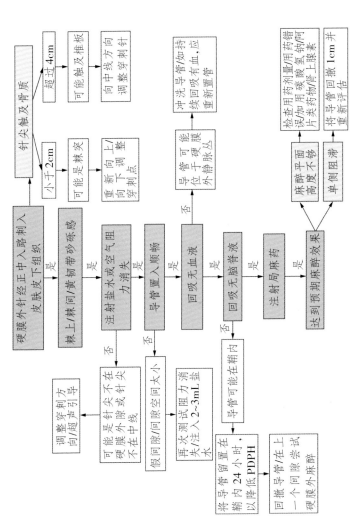

图5.16 硬膜外麻醉的流程结构图。

5.4.1 骶管麻醉

5.4.1.1 应用解剖学

由于骶管易于穿刺,骶管麻醉在儿科人群中应用广泛。不精通这项技术的麻醉医生则更倾向用髂腹股沟、阴茎区域阻滞等麻醉方法。

近年来,由于疼痛专业的发展,骶管麻醉在用内镜和超声治疗腰背痛、慢性疼痛等方面得到了广泛的应用。

骶管麻醉解剖的重点是了解骶椎。

上表面:宽并与L5椎骨形成腰骶关节。有时我们会遇到腰椎骶化和骶椎腰化。

前表面:凹形。

后表面:融合的棘突形成凸起,称为正中嵴。脊神经通过椎间孔穿出。

骶骨裂孔:骶骨由5节骶椎融合而成,S5的椎板和棘突未能在中线处融合,就形成了骶管的开口,也叫作骶管裂孔。

骶骨角:S5下关节面的角状突起,是骶管的骨性标志。

骶管可想象为一个等边三角形。基底部由双侧髂后上棘组成,顶部为骶骨角(图5.17)。

黄韧带延续为骶尾韧带,覆盖在骶管表面。与腰椎硬膜外黄韧带相似,突破骶尾韧带是完成骶管阻滞的关键。

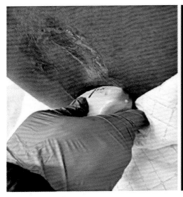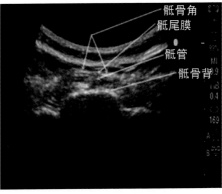

骶骨角
骶尾膜
骶管
骶骨背

图 5.17　骶管超声图像：探头横向扫描（左图），横向切面下骶管的超声解剖标志（右图）。

5.4.2　穿刺技术

对儿童行骶管阻滞时体位为屈膝俯卧位，通过手持面罩或建立人工气道来保护气道，可自主呼吸或辅助通气。

成人优先选择俯卧位，下腹部垫枕以固定腰椎，意识可保持清醒。用消毒液清洁皮肤，并覆盖所需区域。消毒液不得接触肛门黏膜，可能会产生刺激。

最明显的体表连线是骶骨角，呈"酒窝"形，中点在臀沟的连线上。

根据年龄、身高和肥胖程度选择穿刺针的规格。

常用的穿刺针规格为 21~25G，22G 短斜面针最为常用，可获得较好的穿刺手感。成人骶管阻滞可用 22~25G 的脊椎穿刺针。应避免使用过细的针，因其可能会在穿刺过程中弯曲。

5.5　阻滞要点

触摸不到骶骨角可导致阻滞失败,我们建议在操作时使用超声辅助,不但可获得操作区域的超声影像,还可实时监测局麻药的扩散。

意外穿破硬膜是骶管阻滞的潜在并发症,硬脊膜通常在S3结束,骶骨的解剖变异可能会使骶骨裂孔上移,从而使进针点靠近硬脊膜,在这种情况下,应避免骶管阻滞,否则可导致意外脊椎麻醉的发生。

儿科患者在骶管辅助应用阿片类药物时,更易出现呼吸抑制。

足量的局麻药是获得理想阻滞平面的关键。

5.5.1　你会怎么做(表5.6)[9]

表5.6　骶管麻醉答疑

1.有突破感	针与皮肤成30°角,继续进针几毫米进入骶管
2.进针立刻触及骨质	通常为骶骨表面,稍退针并减少穿刺角度
3.皮下隆起	继续进针,针尖尚未突破骶尾韧带
4.回吸出脑脊液	确认为清亮的脑脊液持续流出后,放弃骶管麻醉
5.回吸出血性液体	拔出穿刺针,重新开始穿刺
6.心动过缓/心动过速	骶管阻滞应在备有心肺复苏设备的环境下进行 心动过缓:停止注射。意外穿破硬膜及高位脊椎麻醉容易引起呼吸暂停、瞳孔扩张和心动过缓 心动过速:可能是局麻药入血。给予试验剂量的利多卡因+肾上腺素时可引起心动过速。因为回吸测试结果不可靠

(待续)

表5.6(续)

7. 进针超过15mm后，触及骨质	针不在中线，可能碰到骶骨椎板。需要完全拔出穿刺针，确定中线后重新穿刺
8. 沿中线穿刺且进针足够深，但仍未出现突破感	进针点可能在远离骶尾韧带的尾骨区
9. 单侧阻滞	评估出现一条腿比另一条腿力量弱。局麻药聚集在单侧。针尖穿过骶尾韧带后偏向一侧，或局麻药直接经骶骨孔流出

（陈雪丽　赵丹　邢方映　李磊　佟训哲　译）

参考文献

1. Hindle A. Intrathecal opioids in the management of acute postoperative pain. Contin Educ Anaesth Crit Care Pain. 2008;8:81–5.
2. Girgin NK, Gurbet A, Turker G, Aksu H, Gulhan N. Intrathecal morphine in anaesthesia for cesarean delivery: dose–response relationship for combinations of low dose intrathecal morphine and spinal bupivacaine. J Clin Anaesth. 2008;20:180–5.
3. Chin KJ, Karmakar MK, Peng P. Ultrasonography of the adult thoracic and lumbar spine for central neuraxial blockade. Anaesthesiology. 2011;114:1459–85. https://doi.org/10.1097/ALN.0b013e318210f9f8.
4. Jain K, Puri A, Taneja R, Jaiswal A, Jain A. Preprocedural ultrasound as an adjunct to blind conventional technique for epidural neuraxial blockade in patients undergoing hip or knee joint replacement surgery: a randomised controlled trial. Indian J Anaesth. 2019;63(11):924–31. https://doi.org/10.4103/ija.IJA_327_19.
5. Wu T, Zhao WH, Dong Y, Song HX, Li JH. Effectiveness of ultrasound guided versus fluoroscopy or computed tomography scanning guidance in lumbar facet joint injections in adults with facet joint syndrome: a meta-analysis of controlled trials. Arch Phys Med Rehabil. 2016;97(9):1558–63. https://doi.org/10.1016/j.apmr.2015.11.013.
6. Rupasinghe M. Guidelines for insertion of intrathecal/spinal catheter following unintended dural puncture. APSF Newsletter Winter. 2013–2014;28(3):73.
7. O'Neal MA, Chang L. Postpartum spinal cord, roots, plexus and peripheral nerve injuries involving the lower extremities: a practical approach. Anaesth Analg. 2015;120(1):141–8.
8. Douglas MJ, Swenerton JE. Epidural anaesthesia in three parturients with lumbar tattoos: a review of possible implications. Can J Anaesth. 2003;49(10):1057–60. https://doi.org/10.1007/BF03017902.
9. Raux O, Dadure C, Carr J, Rochette A, capdevila X. Pediatric caudal anaesthesia. Anaesthesia. 2010;26:32–6.

第6章 儿科区域麻醉

S. Sanjay Prabhu，Arunangshu Chakraborty

6.1 引言

区域麻醉已成为儿科麻醉不可或缺的一部分，儿科区域麻醉的优势如下：

- 使用阿片类药物会产生一些副作用(如恶心、呕吐)，而区域麻醉是一种无阿片类药物的麻醉技术。

- 区域麻醉可能降低持续性术后疼痛(PPSP)的发生率。

- 由于区域麻醉减少了对麻醉药的需求，因此降低了谵妄的发生率和严重程度。

- 虽然近年来麻醉相关神经毒性的问题受到争议，但对于较长时间的手术，区域麻醉仍有助于将全身麻醉药的剂量降至最低。

- 生理原因导致儿童的疼痛阈值较低，特别是幼儿(1岁以内)，由于下行抑制通路发育不良造成异常的疼痛脊髓调节，导致疼痛感知

S. S. Prabhu(✉)

Apollo Children's Hospital, Chennai, India

A. Chakraborty

Department of Anaesthesia, CC and Pain, Tata Medical Center, Kolkata, India

增强和痛觉过敏(无害性刺激被感知为疼痛),而有效的区域麻醉能显著降低疼痛的影响。

大量研究显示,区域麻醉的并发症发生率较低[1]。虽然近年来一项大样本多中心观察性研究报告称,超声引导(USG)的应用在全部区域麻醉操作中仅占23%[2],但USG正越来越多地在儿科领域进行应用和推广。

6.1.1 在儿科领域超声引导下区域麻醉(USGRA)有何不同? 优势是什么?

- USG使新的周围神经阻滞变得可行(优于中枢神经轴阻滞),并且使以往的阻滞方法更安全。

- 儿童的多数区域麻醉技术是在全身麻醉下进行的,局麻药全身毒性反应(LAST)症状,以及与穿刺相关的神经损伤症状可能被掩盖,而USG可使这些症状发生的风险最小化。

- USG可实时反映组织结构、穿刺针的运动、轨迹和药液的扩散,因此,可提高成功率,减少并发症,降低局麻药的用量,缩短阻滞的起效时间。

- 由于骨化不完全,儿童的神经轴索结构比成人显示得更清晰。

- 由于儿童的组织结构较小且表浅,大多数阻滞使用线阵探头就足够了。

- 由于儿童的体形较小,尤其是2岁以下的儿童,需要更精确和灵巧的手法。

● 体重<10kg的儿童需要更小的靴形探头。

6.1.2 超声探头的特性和成像

由于结构深度相对较浅,儿童的大多数阻滞可用线阵探头完成。

估计给定频率探头的穿透深度(dp)近似公式是dp=60/f cm-MHz,其中f以兆赫(MHz)为单位。

● 线阵探头(6~13MHz),深度可达6cm。

● 曲棍球式探头(6~13MHz)接触面较小,用于幼儿或者线阵探头太大而无法与皮肤完全接触的部位。

● 凸阵探头(3~8MHz)适用于较大儿童较深部位的阻滞(坐骨神经、腰丛)。

● 成像技术——儿童需要较浅的深度设置和较小号的穿刺针。

6.1.3 USGRA的临床要点

● 使用短斜面针的两个原因:①有利于感受突破筋膜层时阻力的消失;②减少刺中神经的风险。

● 使用小直径穿刺针时,在穿刺前最好先用更锋利的针破皮,以减少皮肤阻力。

● 对于幼儿,在穿刺针和注射器之间连接一个延长管,可尽量减少注射过程中穿刺针的移动。

● 使用生理盐水灌注穿刺针,有3个目的:①避免空气影响USG图像;②注入生理盐水定位针尖;③在达到真正目标前,尽量减少局麻药的损耗。

- 尽可能保持患者自主呼吸,以警惕注射到血管内或蛛网膜下腔。

- 心电监测任何T波或ST段变化,警惕注射到血管内。

6.1.4 实施USGRA的先决条件

- 学习USG设备的基本知识,以及针对每种阻滞和年龄段的探头特性的基本知识。

- 良好的解剖知识是必不可少的,了解儿童的解剖和生理与成人的差异(表6.1)。

- 了解用药剂量,选择适合儿童年龄和体重的器材(穿刺针、延长管)(表6.1)。

6.1.5 给药原则

- 使用较低浓度的局麻药。

- 仅抽取根据年龄、体重和并发症预先计算的剂量(表6.2)。

- 左旋丁哌卡因或罗哌卡因优于其他局麻药(心血管安全性较好,运动障碍较少)。

- 需要较大药物容量的阻滞(筋膜平面阻滞、双侧阻滞和需要达到较高皮节水平时,如用骶管阻滞将皮节阻滞到上腹部)适合使用低浓度的局麻药。0.5mL/kg的容量对大多数平面内阻滞都适用。

- 对于神经或神经丛可视的USG神经阻滞,没有推荐具体药物容量。这取决于:药物包绕神经所需的容量(局麻药呈环状扩散)、药物

表6.1　临床要点:生理学/局麻药药理学

解剖学/生理学	药理学意义
髓鞘发育不完全	需要局麻药浓度较低
神经直径较小,郎飞结相邻较近	需要局麻药浓度较低,起效迅速
蛋白结合率低(α_1-酸性糖蛋白和白蛋白),内在清除率低	LAST风险增加
新生儿和小婴儿表观分布容积增加	单次给药后血浆浓度较低,但由于代谢和清除速度慢,持续输注有可能导致中毒
肝脏代谢——细胞色素系统发育不同步:CYP3A4在出生后9个月,而CYP1A2直到8岁才能发育完全	代谢较慢、清除时间较长→LAST风险增加
心排血量相对较高	加速组织吸收,导致作用持续时间较短,初始血浆浓度更高,从而增加LAST的风险
幼儿心率偏快	心脏毒性易感性增加[3]
3个月内的婴儿药物清除率低,到8岁逐渐达到成人水平	与成人相比,新生儿和婴儿局麻药的半衰期更长
血脑屏障发育不成熟	神经毒性风险更高
硬膜外脂肪组织疏松	骶管注射时,局麻药扩散速度更快 硬膜外导管容易到达较高节段(骶管途径)

容量在中毒剂量范围内。

　　• 3个月以上的儿童或较长时间阻滞时需要使用佐剂,已证实有益的常用佐剂包括α_2-受体激动剂(可乐定、右美托咪定)(表6.2)。

　　丁哌卡因、左旋丁哌卡因或罗哌卡因的上述剂量均相似,由于

表6.2 推荐剂量(ESRA/ASRA指南)

序号	区域阻滞	剂量
1	脊椎麻醉	新生儿:丁哌卡因1mg/kg >1岁的儿童:丁哌卡因0.5mg/kg
2	骶管麻醉	2mg/kg(最大剂量) 根据需要达到的皮节水平调整药 物容量
3	硬膜外麻醉:单次给药	初始负荷剂量 腰椎0.5mg/kg 胸椎0.3mg/kg 追加剂量 0.25mg/kg
4	硬膜外麻醉:连续给药	<3个月:0.2mg/(kg·h) 3个月至1岁:0.3mg/(kg·h) >1岁:0.4mg/(kg·h)
5	肢体阻滞:单次给药	0.5~1.5mg/kg
6	筋膜平面阻滞:单次给药	0.25~0.75mg/kg
7	肢体和筋膜平面阻滞:连续给药	0.1~0.3mg/(kg·h)

安全性较高、运动障碍较少,左旋丁哌卡因和罗哌卡因可作为首选药物。

6.1.6 儿科区域麻醉的并发症

- <6个月儿童并发症发生率较高。
- 中枢神经轴阻滞并发症的发生率是外周神经阻滞的6倍[4]。
- 镇静/全身麻醉下进行区域麻醉,大多数情况下不增加并发症的发生率[5]。

● 由于儿科年龄差异大,剂量错误是很常见的,在根据儿童的体重计算剂量后,应仔细考量药物的用量。

● 为了最大限度地减少并发症,应首选远端阻滞(如坐骨神经阻滞时腘窝入路与臀下入路)。多数情况下还有镇静/全身麻醉,因此,止血带疼痛不是问题(表6.3)。

表6.3　区域麻醉阻滞及常见手术指征

阻滞	指征
头颈部	开颅手术
头皮阻滞	后路开颅术
枕大神经阻滞	唇腭裂手术,鼻中隔成形术
上颌神经阻滞	颈部:淋巴结活检、甲状腺手术、
颈丛神经	甲状舌管囊肿切除、腮腺囊肿
	头部:乳突、鼓室手术
迷走神经耳支(Arnold神经)	外耳道手术、鼓膜切开术
上肢	
臂丛神经:斜角肌神经、锁骨上神经、锁骨下神经、肋锁神经、腋窝神经	上肢手术
肩胛上神经	
单根神经:肌皮神经、正中神经、尺神经、桡神经	肩部手术
	远端肢体手术,作为急救阻滞方法
下肢	
股神经:经典入路,收肌管	股骨和膝关节手术
股外侧皮神经	皮肤移植、疑似肌病肌肉活检
坐骨神经:臀部、腘窝	膝关节及其远端手术

(待续)

表6.3(续)

阻滞	指征
躯干前部	
Pecs1、2(胸肌平面阻滞)和前锯肌平面阻滞	前胸壁手术、肋骨骨折、乳房手术
胸肋间筋膜平面阻滞	开胸手术
胸横肌平面阻滞	
腹横肌平面阻滞：经典入路,肋下入路	腹腔镜和剖腹手术
腹直肌鞘	脐部手术、中线剖腹手术
髂腹股沟/髂腹下	腹股沟疝、睾丸固定术
躯干后部	
竖脊肌	胸部和腹部手术
腰方肌	腹部手术、腹股沟疝
腹横筋膜阻滞	髂骨移植
椎旁	先天性膈疝修补术、开胸手术、上腹部开腹手术、肾切除术、肾盂成形术
中枢神经轴	脊椎麻醉
	硬膜外麻醉
	骶管麻醉
	经骶麻醉(S2–3)
会阴部	
阴茎背侧	阴茎手术
阴部	阴茎、阴道和会阴手术

在这部分,我们只讨论在儿科更常见或儿科独有的区域阻滞。

6.2　头颈部阻滞

大多数头颈部阻滞是基于解剖标志完成的,包括头皮神经阻滞、眶下神经阻滞、颈丛神经阻滞、迷走神经耳支阻滞、枕大神经阻滞。

唯一推荐使用USG的是翼腭窝处上颌神经阻滞。枕大神经阻滞可通过USG可视下提高成功率。

6.2.1　上颌神经阻滞

解剖　上颌神经是三叉神经的一个纯感觉分支,支配颜面中部,离开圆孔后进入翼腭窝。它的分支有颧神经、眶下神经、鼻腭神经、腭小神经和腭大神经(图6.1)。

超声解剖　翼腭窝位于上颌骨和翼突两个骨性标志之间。

技术　过去常用平面外法颧骨上入路,线性探头放置在颧弓下方,进针位置在颧弓上方的额颧角(图6.2)。针尖首先垂直进入皮肤,到蝶骨大翼,向腹侧20°和尾侧10°进针进入翼腭窝。或者可在超声引导下将针以适当的角度通过翼上颌裂插入翼腭窝(图6.2),多普勒显示上颌内动脉可防止损伤。由于上颌神经细小、位置深、走行方向与探头轴向平行,无法看到,因此,只要进入翼腭窝,就可以注射局麻药了。

6.2.2　枕大神经阻滞

用于后路开颅手术。它来自C2的后主支,与枕小神经、枕下神经分布于颈后部。

可在两块肌肉之间识别枕大神经,上方是头半棘肌,下方是头下斜肌。枕大神经位于枕动脉的内侧。

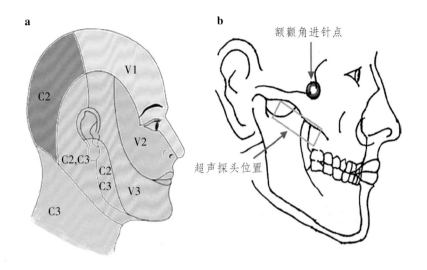

图6.1 (a)上颌神经感觉分布,(b)上颌神经阻滞时的超声探头位置。

6.3 上肢阻滞

由于颈部较小,在技术上,儿童颈部臂丛神经入路更具挑战性。使用头圈和肩枕可创造足够的空间,以便于超声探头的放置和操作。

6.4 躯干阻滞

大多数躯干阻滞是筋膜间平面阻滞,因此需要较大药量。由于婴幼儿的腹壁较薄,因此使用超声在正确的部位进行注射并避免腹腔注射或损伤内脏很重要。

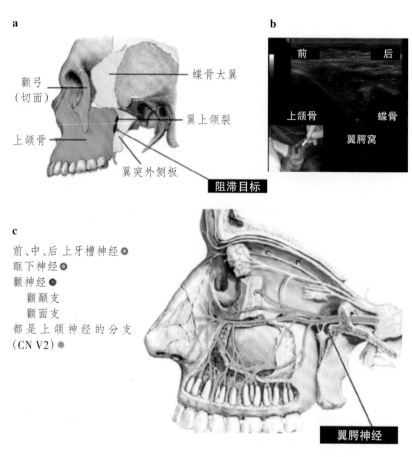

图6.2 (a)翼腭裂入口,(b)翼腭窝的超声解剖,(c)翼腭窝的神经解剖。

6.4.1 胸筋膜平面阻滞(详见第4章)

胸肋间筋膜平面阻滞

胸肋间筋膜平面阻滞用于胸部中线切口(如胸骨切开术)。

平面:在胸大肌和肋间肌之间注射局麻药,胸骨外缘外侧1~2cm

处,针与正中方向成角度,以避免损伤胸内血管。

该方法可阻滞肋间神经的前皮支。

胸横肌平面阻滞

这是一种较深的胸肋间筋膜平面阻滞,局麻药分布在肋间内侧肌和胸横肌之间。

Pecs1 和 Pecs2

用于乳房周围手术和前胸小的开胸手术。

Pecs1 在胸大肌和胸小肌之间注射局麻药,第3肋水平注射局麻药。阻滞胸内侧神经和胸外侧神经。

Pecs2 在胸小肌和前锯肌之间注射局麻药,第3肋水平。阻滞胸长神经、胸背神经和肋间神经外侧皮支(T2-6)。

前锯肌平面(SAP)阻滞

用于胸廓切口、肋骨骨折和其他涉及前外侧胸壁的手术。在前锯肌的上方或下方注射局麻药,腋中线第5肋水平。阻滞胸长神经、胸背神经和肋间神经外侧皮支(T2-9)。

6.4.2 腹部筋膜平面阻滞

腹股沟神经阻滞

最常用于儿童腹股沟疝手术,由于没有阻滞生殖股神经,不能为手术提供完全的镇痛作用[6]。

该操作可阻滞髂腹股沟神经和髂腹下神经。

在髂前上棘附近注射局麻药,腹内斜肌和横腹肌之间。髂腹下神经位于髂腹股沟神经外侧。

腹横肌平面(TAP)阻滞

TAP阻滞用于多种腹部手术,但仅提供腹壁镇痛。重要的是,要注意腹横肌平面阻滞4象限的最大药量,可能需要相当大的药物容量才能有效。

腹直肌鞘阻滞

用于中线切口、脐疝修补术和腹腔镜手术中的切口相关疼痛。药物分布于腹直肌和腹直肌鞘后层之间,剂量为0.1~0.2mL/kg。

腰方肌阻滞(QLB)

腰方肌阻滞可视为腹横肌平面阻滞的向后延伸,由于注射液向内侧扩散到椎旁区域,它可能会有一定的内脏镇痛效果。

该操作常用于儿科腹部手术。

单侧手术,如肾切除术,可使用连续的QLB置管给药,用于术后镇痛。

6.4.3　竖脊肌平面(ESP)阻滞

小儿竖脊肌平面阻滞常用于胸部和上腹部手术的围术期镇痛。

骶棘肌平面阻滞已用于肛门成形术患者的围术期镇痛。

6.4.4　椎旁神经阻滞

这是一种常用的阻滞方式。最好由熟练掌握小儿超声引导下神经阻滞的专业人士来完成这种异常复杂的深层阻滞。小儿的解剖结构和超声技术与成人相似(图6.3和图6.4)。婴儿时期解剖结构相对浅表,将线阵探头水平放置,在闪亮且滑动的胸膜上方可很好地观察到椎旁结构。

6.5　中央神经轴阻滞

进行小儿神经轴阻滞麻醉,特别是新生儿和婴儿的神经轴阻滞

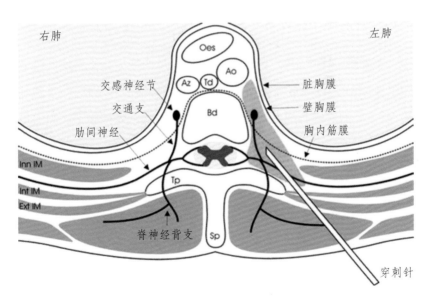

图6.3　椎间旁间隙解剖。(Cowle B. Anes Analg 2010;110:1735-39)

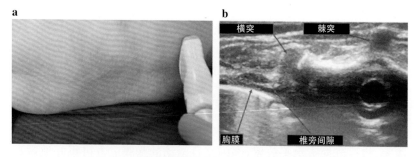

图6.4　（a）椎旁阻滞的超声探头位置，（b）超声解剖学。

麻醉，需要更高的精确度和灵活性。在很多阻滞区域，目标点的深度都不到1cm。新学员应在具有丰富经验的专家指导下完成阻滞麻醉操作。儿童也是手术后持续疼痛和急性疼痛控制不佳的长期后遗症风险最高的年龄组[7]。

6.5.1　蛛网膜下腔阻滞

在外科手术中，强烈推荐小于50周的早产新生儿使用蛛网膜下腔阻滞（SAB），以降低呼吸暂停的风险。脑脊液的容量越高、更新越快，所需要的局麻药剂量就越大，持续时间越短。蛛网膜下腔阻滞可在L3椎体以下进行，因为脊髓终止于这个水平。

剂量

- 新生儿和婴儿：0.5%丁哌卡因，1mg/kg或0.2mL/kg。
- 1岁以上儿童：0.5%丁哌卡因，0.5mg/kg或0.1mL/kg。

6.5.2 硬膜外麻醉

由于骨化不完全且脊柱后部存在大量软骨结构,超声引导下可在新生儿和幼儿中看到神经轴结构。超声可用于定位硬膜外导管的尖端。

虽然超声仍不常规用于神经轴阻滞,但在困难的情况下它是一个有价值的工具。

- 皮肤穿刺点。
- 评估硬膜外隙的深度。
- 发现解剖异常和变异。
- 确认硬膜外导管的尖端。

在新生儿中,当在正中矢状位探头位置成像时,可看到神经轴结构。在其他年龄组,探头在旁矢状位透过椎板间隙时成像较好。

当硬膜外导管置入骶管时,可用于定位导管尖端的各种技术包括:

- 测量从骶管到所需椎体水平的长度,并将导管置入所测量的长度。
- 硬膜外导管在超声中可显示为高回声点。
- 使用电刺激。
- 可通过硬膜外尾部导管注射少量空气/生理盐水。

硬膜外导管可经尾部入路穿刺[8]。然而,由于韧带较软,意外穿破硬膜的风险很高,并且阻力消失法可能不可靠。

6.5.3 骶管麻醉

骶管麻醉是儿童最常见的区域麻醉阻滞。由于骶管麻醉阻滞持续时间较长,神经损伤风险较低,且易于操作,因此其比脊柱其他部位的阻滞麻醉更受欢迎。鉴于硬膜外脂肪疏松且柔软,在骶管部注射局麻药有可能扩散到下胸椎。它可为上至下胸椎的所有手术提供阻滞麻醉。

由于新生儿蛛网膜下腔阻滞的持续时间较年长儿童和成人短,因此骶管麻醉还可作为蛛网膜下腔阻滞的补充。在新生儿中,由于硬脑膜在S3-4处结束,因此在做骶管麻醉时,穿破硬脊膜的风险较高。

单次骶管阻滞/骶管置管连续阻滞可用于围术期镇痛和全身麻醉。

在某些情况下,超声引导比骨性标志更加精确有用。这些包括:

● 肥胖儿童。

● 解剖变异。

● 解剖异常,如骶尾部毛发、皮肤上的痣等。

● 如果超过3次盲穿都没有进入骶管,建议使用超声引导。

超声引导下骶管注射在初次尝试中成功率较高,血管内和皮下注射的风险较低[9]。超声引导也可用于引导从骶裂孔置入硬膜外导管[10]。

解剖 通常从骶管裂孔(图6.5)处进行骶管穿刺,骶裂孔位于S4椎体水平(骶骨角)两个骨性突起之间的倒U形凹陷中。

超声解剖 骶尾部区域采用高频线阵超声探头成像。重要的超声解剖标志有：

- 骶骨角（骨性突起）：可看到两个倒U形的骨性结构。
- 骶尾韧带：可见水平高回声线。
- 骶骨背表面：骶尾韧带下方的水平高回声线。
- 骶管：两条高回声线之间的间隙（图6.6）。

技术 消毒后，患儿取侧卧或俯卧位。骶管如上所述，对于单次骶管注射，可使用脊椎穿刺针。进行骶管置管，可采用短斜面Tuohy针，平面外入路从尾端向头端方向以45°角穿刺，进入骶管。当在骶管内看到针尖时，可注射2~3mL生理盐水以确定针尖位置。湍流或多普勒超声成像可用来观察注射液的扩散情况。

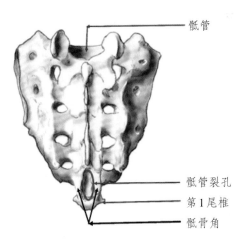

骶管

骶管裂孔

第1尾椎

骶骨角

图6.5 骶管裂孔的解剖。（Source：Endoscopic procedures on spine.Jin-Sung Kim Springer 2020）

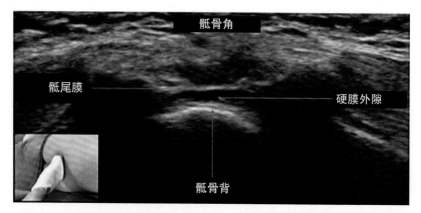

图6.6　骶管阻滞时超声探头的位置(插图)和超声解剖。

另外,在定位骶管后,探头可旋转并放置在中线的矢状面。阻滞针可在平面内进入骶管,可实时观察导管置入过程。通过导管注射少量(1~2mL)的生理盐水,以观察液体在硬膜外隙扩散情况来定位导管尖端。如果生理盐水扩散难以定位,可从导管注入0.5mL空气来定位其尖端。

注意　避免使用皮下/空心针进行骶管或脊髓麻醉,以降低表皮样肿瘤的风险(植入性皮样囊肿)。

6.5.4　骶管麻醉的并发症

包括在血管内、蛛网膜下腔或直肠内置入导管或注射局麻药。尿潴留是一种很棘手的副作用。在单次骶管阻滞后的4~6小时内,父母必须告知孩子可能存在潜在的腿部无力,并且在挪动孩子的时候要小心。

6.5.5　经骶骨入路进入骶管

该阻滞是在 S2-3 水平完成的[11],超声引导已被证实有更高的成功率。当骶骨裂孔难以鉴别时,可采用这种技术方法。这种方法的局限性在于,硬膜囊下端在 S2 处,因此可能刺穿硬膜。

由于中枢神经轴阻滞的并发症风险较高,因此有学者建议在骶尾部进行外周神经阻滞。

6.6　会阴阻滞

6.6.1　阴部神经阻滞

由于担心潜在的并发症,如尿道下裂术中瘘管的形成和出血风险的增加,越来越多的人推荐使用阴部神经阻滞。这种技术不仅没有尿潴留的并发症,减少了阻滞时的风险,还提供了更长时间的感觉阻滞[12]。因此,与阴茎背神经阻滞相比,阴部神经阻滞为阴茎手术提供了更完善的阻滞[13]。然而,最近的数据分析表明,与阴部或阴茎神经阻滞相比,骶管阻滞发生尿道下裂并发症的风险并不高[14]。

适应证

- 阴茎手术。

- 阴道手术。

- 肛门手术。

- 会阴手术——经会阴超声引导下阴部神经阻滞不适合,因为直肠下神经可能不会被阻滞。

　　解剖　阴部神经起源于骶神经丛的腹支（S2-4）。它被称为会阴神经，支配会阴和会阴内的肌肉/阴茎/肛外括约肌和阴囊后 2/3（图6.7）。

　　技术　2013年，Parras和Blanco报道了超声引导下会阴入路阴部神经阻滞[15]。

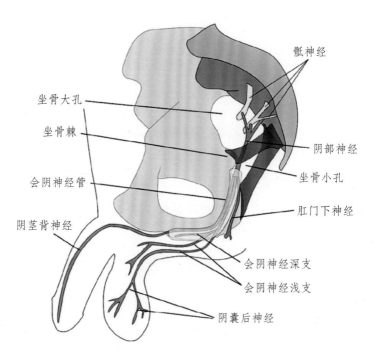

图6.7　阴部神经解剖。（Source: Häggström, Mikael（2014）. Medical gallery of Mikael Häggström 2014". WikiJournal of Medicine 1（2）. DOI:https://doi.org/10.15347/wjm/2014.008. ISSN 2002-4436. Public Domain）

取膀胱截石位时,在肛门和坐骨结节之间放置高频线阵探头,以观察坐骨肛门窝。侧面的高回声曲线显示坐骨结节,中间的低回声区域显示肛门直肠声影。坐骨肛门窝位于坐骨结节外侧和肛门直肠声影内侧之间。阴部神经在坐骨肛门窝内可见,为2mm左右的高回声结构。由于内径小,识别可能会受阻,彩色多普勒有助于识别阴部内动脉[16]。确定血管结构后,采用平面外穿刺,注射局麻药,每侧注射0.5~1mL/kg。另一种平面外阻滞方法是在坐骨肛门窝注射0.4mL/kg的局麻药(图6.8和图6.9)。

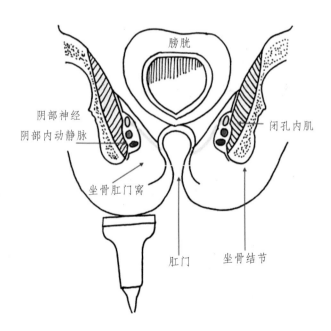

图6.8　阴部神经阻滞解剖。横向和斜矢旁探针的位置。注意:"平面外"和"平面内"进针。

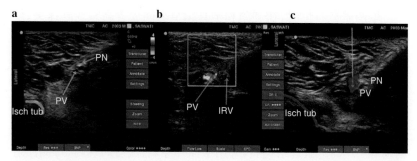

图6.9　阴部神经阻滞的超声图像。(a)初始扫描图像。(b)彩色多普勒显示阴部血管(PV)和直肠下血管(IRV)。(c)阴部神经阻滞:穿刺针从平面外进入,局麻药在阴部神经(PN)周围聚集。注意:坐骨结节位于外侧,肛门/会阴位于内侧。上图为右侧阴部神经阻滞。

此外,还可采用斜矢状位平面内进针,从尾侧向头侧穿刺。

这种阻滞的局限性

- 需要双侧阻滞(因此可能存在局麻药过量的风险)。

- 很难观察到局麻药的扩散情况,因为脂肪和局麻药几乎均为无回声。

- 由于阴部动脉的直径细小及其蜿蜒迂曲的行径,潜在的动脉损伤很难看到。

- 成功率为88%[17]。

6.6.1.1　阻滞要点

- 为了获得更好的图像分辨率,可使用22G×50mm超声兼容神经刺激针。

- 肛门括约肌收缩证实穿刺针邻近直肠下神经。

●并非总能通过神经刺激识别阴部神经[16]，这可能是由于阴部神经内的运动纤维占比低或分支细小。

6.6.2 阴茎背神经阻滞

在阴茎手术中用作阴部神经阻滞或骶管阻滞的替代。

解剖 阴茎神经血管束位于阴茎悬韧带的两侧巴克筋膜（深筋膜）下方（图6.10）。从内侧到外侧依次为静脉、动脉和神经。

技术 高频线阵探头可用于巴克筋膜下的神经血管束成像。如果未扫查到阴茎背神经，则穿刺筋膜时在动脉两侧注射2mL局麻药。另外，在阴囊管中心注射局麻药，以阻滞阴部神经的阴囊分支，该分支支配阴茎腹侧中线皮肤。

并发症 在没有超声引导的情况下，存在神经、动脉或静脉损伤的潜在风险。

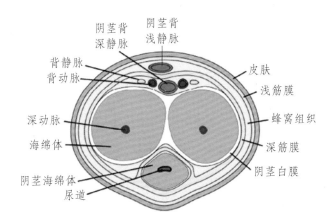

图6.10 阴茎的横断面解剖。（Source: Wikimedia commons. Creative Commons Attribution 3.0 Unported licence）

6.6.2.1 阻滞要点

- 阴茎动脉是末端动脉,因此应防止对动脉的损伤。

- 由于上述原因,局麻药混合液不应含有肾上腺素。

超声引导使得儿童区域麻醉技术更为安全、有效。在开始手术前进行一次彻底的超声扫查是很重要的。扫查有助于定位周围的重要结构,如血管、神经和内脏,并避免对它们造成伤害。在进行任何阻滞时,局部解剖学知识是必不可少的。表6.4为初学者在进行神经阻滞时找到血管并为保证其安全提供了一个现成的参考。

表6.4 区域麻醉阻滞时邻近的血管结构

区域麻醉	动脉
腹直肌鞘	腹壁上动脉(脐上)
	腹壁下动脉(脐下)
锁骨上臂丛神经阻滞	锁骨下动脉位于臂丛下内侧
	可见颈横动脉
Ⅰ型胸壁神经阻滞	胸肩峰动脉位于胸大肌和胸小肌之间
腹股沟神经阻滞	旋髂深动脉位于两条神经的内侧
枕神经阻滞	枕动脉位于枕神经的外侧
肘正中神经	肱动脉位于肘正中神经的内侧
锁骨下臂丛神经阻滞	腋动脉周围有3根神经束
	内侧束在3点钟位置
	后束在6点钟位置
	外侧束在9点钟位置
前臂水平——尺神经	尺动脉在尺神经的外侧

(待续)

表6.4(续)

区域麻醉	动脉
前臂水平——桡神经	桡动脉在桡神经的内侧
股神经	股动脉在股神经的内侧
腘窝——坐骨神经	腘动脉在坐骨神经的外侧
阴部神经阻滞	阴部动脉
胸部肋间神经阻滞	胸廓内动脉

（陈雪丽 张晓强 卓春萍 译）

参考文献

1. Suresh S, Ecoffey C, Bosenberg A, Lonnqvist PA, De Oliveira GS, de Leon Casasola O, De Andrés J, Ivani G. The European Society of Regional Anaesthesia and Pain Therapy/American Society of Regional Anesthesia and Pain Medicine recommendations on local anesthetics and adjuvants dosage in pediatric regional anesthesia. Reg Anesth Pain Med. 2018 Feb 1;43(2):211–6.
2. Walker BJ, Long JB, Sathyamoorthy M, et al. Complications in pediatric regional anesthesia: an analysis of more than 100,000 blocks from the Pediatric Regional Anesthesia Network. Anesthesiology. 2018;129:721–32.
3. Dadure C, Veyckemans F, Bringuier S, Habre W. Epidemiology of regional anesthesia in children: lessons learned from the European Multi-Institutional Study APRICOT. Paediatr Anaesth. 2019;29:1128–35.
4. Giaufre E, Dalens B, Gombert A. Epidemiology and morbidity of regional anesthesia in children: a one-year prospective survey of the French-Language Society of Pediatric Anesthesiologists. Anesth Analg. 1996;83:904–12.
5. Ecoffey C, Lacroix F, Giaufre E, et al. Epidemiology and morbidity of regional anesthesia in children: a follow-up one year prospective survey of the French-Language Society of Pediatric Anaesthesiologists. Pediatr Anesth. 2010;20:1061–9.
6. Willschke H, Kettner S. Pediatric regional anesthesia: abdominal wall blocks. Pediatr Anesth. 2012;22:82–92.
7. Taddio A, Katz J, Ilersich AL, Koren G. Effect of neonatal circumcision on pain response during subsequent routine vaccination. Lancet. 1997;349:599–603.
8. Willschke H, Bosenberg A, Marhofer P, Willschke J, Schwindt J, Weintraud M, et al. Epidural catheter placement in neonates: sonoanatomy and feasibility of ultrasonographic guidance in term and preterm neonates. Reg Anesth Pain Med. 2007;32:34–40.
9. Ahiskalioglu A, Yayik AM, Ahiskalioglu EO, Ekinci M, Gölboyu BE, Celik EC, et al. Ultrasound-guided versus conventional injection for caudal block in children: a prospective randomized clinical study. J Clin Anesth. 2018;44:91–6.
10. Ponde VC, Bedekar VV, Desai AP, Puranik KA. Does ultrasound guidance add accuracy to continuous caudal-epidural catheter placements in neonates and infants? Paediatr Anaesth. 2017;27:1010–4.

11. Busoni P, Sarti A. Sacral intervertebral epidural block. Anesthesiology. 1987;67:993–5.
12. Naja ZM, Ziade FM, Kamel R, El-Kayali S, Daoud N, El-Rajab MA. The effectiveness of pudendal nerve block versus caudal block anesthesia for hypospadias in children. Anesth Analg. 2013;117:1401–7.
13. Kendigelen P, Tutuncu AC, Emre S, Altindas F, Kaya G. Pudendal versus caudal block in children undergoing hypospadias surgery: a randomized controlled trial. Reg Anesth Pain Med. 2016;41:610–5.
14. Zhu C, Wei R, Tong Y, Liu J, Song Z, Zhang S. Analgesic efficacy and impact of caudal block on surgical complications of hypospadias repair: a systematic review and meta-analysis. Reg Anesth Pain Med. 2019 Feb 1;44(2):259–67.
15. Parras T, Blanco R. Bloqueo pudendo ecoguiado/Ultrasond guided pudendal block. Cir Mayor Ambul. 2013;18:31–5.
16. Rofaeel A, Peng P, Louis I, Chan V. Feasibility of real-time ultrasound for pudendal nerve block in patients with chronic perineal pain. Reg Anesth Pain Med. 2008;33:139–45.
17. Gaudet-Ferrand I, De La Arena P, Bringuier S, Raux O, Hertz L, Kalfa N, Sola C, Dadure C. Ultrasound-guided pudendal nerve block in children: a new technique of ultrasound-guided transperineal approach. Pediat Anesth. 2018 Jan;28(1):53–8.

第7章 区域麻醉的新进展

Chang Chuan Melvin Lee, Arunangshu Chakraborty, Shri Vidya

7.1 引言

区域麻醉在过去10年有了显著发展。我们已经看到在医疗领域区域麻醉从有或没有神经刺激器的基于解剖标志穿刺,发展到超声引导下穿刺[1,2]。更先进易用的超声扫描技术使区域麻醉发生了深刻变化,建立了新的标准[1,2],并提高了麻醉医生的平均水准。超声引导下区域麻醉提高了成功率,减少了并发症[3],也使外周神经阻滞更加容易实施,如肌筋膜平面阻滞。区域麻醉也成为全身麻醉的一个替代选择。随着对基于阿片类药物的麻醉和镇痛有害影响认识的加深,区域麻醉逐渐被认为是多模式麻醉和镇痛方法的一部分。

C. C. M. Lee(⊠)
National University Health System, Singapore, Singapore

A. Chakraborty
Department of Anaesthesia, CC and Pain, Tata Medical Center, Kolkata, India

S. Vidya
Anaesthesiology, National University Health System, Singapore, Singapore

7.2　领域拓展

区域麻醉不仅仅是全身麻醉的一种替代选择。区域麻醉可减弱手术的应激反应，并减少甚至避免使用中枢神经系统抑制剂和阿片类药物。在全髋关节和膝关节置换术中，神经轴索麻醉与全身麻醉相比，可降低患者的死亡率、主要并发症（如肺部并发症、输血需求）发生率和住院时间[4,5]。随着快通道麻醉和加速外科康复的出现，人们对区域麻醉的兴趣越来越大。有效的术后镇痛减少了阿片类镇痛药的使用，可减少肠梗阻，利于早期活动、物理治疗，加速恢复和出院[6,7]。区域麻醉作为一项独立技术或全身麻醉的辅助，可减少镇静剂和全身阿片类药物的用量，理论上可减少谵妄和术后认知功能障碍，尤其是对老年人的手术。然而，这还没有得到最终证明，可能是由于手术期间复杂的生理变化，麻醉只是其中的一个方面[8,9]。区域麻醉也有助于改善手术结局——区域麻醉阻滞交感神经产生的血管扩张作用，能改善动静脉瘘切除术的血管再通率和手术成功率[10,11]。在肿瘤外科中也提倡区域麻醉，以降低癌症复发的风险。益处包括有效的抑制手术不良反应，保护免疫功能，局麻药促肿瘤细胞凋亡的直接作用，以及通过减少阿片类药物用量而减少肿瘤转移的间接作用[12-15]。

7.3 技术进展

与单纯的神经刺激相比,超声引导有助于提高区域麻醉的有效性和安全性。组织可视化可识别解剖变异、避免损伤血管,并允许以最小的局麻药剂量完成外周神经阻滞[3,16]。这就降低了局麻药全身毒性反应的风险,尽管在减少神经并发症方面的类似益处尚未最终得到证实[17,18]——可能是由于低事件率[16,19]和围术期神经损伤的多因素病因。

识别针尖在进行超声引导下区域麻醉时至关重要。要想看到精确的、持续的穿刺针针尖,需要保证针在超声波束内(如平面内穿刺),伪影、穿刺角度过大会导致针尖反射不良。当穿刺角度为0°时,可最大程度反射超声波,能清晰看到穿刺针的全长。当穿刺角度过大时,对超声波反射远离传感器,会降低图像质量。目前可通过一些先进技术来改善超声引导下穿刺针的可视化问题。例如,安装在探头上的穿刺针引导装置(CIVCO Medical Solutions, Iowa, United States of America),可帮助初学者提高穿刺方向的准确性;带有纹理的超声穿刺针(例如, Stimuplex® Ultra 360®, BBraun Melsungen AG, Melsungen, Germany 和 SonoPlex® Pajunk GmbH, Geisingen, Germany)(图7.1和图7.2)进一步提高了超声下穿刺的准确性和操作的舒适性[20-23]。穿刺针表面的凹凸纹理,如基石反射体(SonoPlex®, Pajunk GmbH, Geisingen, Germany),其增强了直接或间接反射回探头的超声波,即便很大的穿刺角度也可获得较好的成像效果[20,21]。

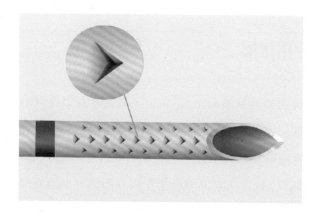

图7.1　基石反射体：反射体是针表面的雕刻纹理，旨在改善超声波束在任何角度的反射。

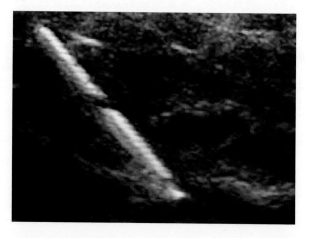

图7.2　沿着超声穿刺针(Pajunk®)表面分布的基石反射体，可改善超声波的反射，从而提高针的可视化程度，即使是在陡峭的穿刺角度下。针的远端部分包括两个各10mm的回声段。(Reproduced with permission, Pajunk® GmbH, Geisingen, Germany)

　　穿刺针引导技术可通过校准发射到针体上的超声波束，来提高超声引导下区域麻醉的成功率和安全性[22,23]。其他诸如电磁跟踪（eTRAX，Civco，and SonixGPS®，UltraSonix，Richmond，BC，Canada）、相机跟踪、光纤水听器和针尖传感器等技术均已见诸报端[24-27]。最近推出的针尖安装有压电传感器的穿刺针（StimuplexOnvision®，B Braun Melsungen AG，Melsungen，Germany）（图7.3），其传感器可连接到超声波控制台（Xperius®，Philips Medical Systems International BV，Eindhoven，The Netherlands），将传感器信息传输到计算和图像处理单元，在二维（2D）图像上以圆圈标注出针尖位置。多平面三维（3D）和四维（4D）超声成像有可能更好地描绘解剖结构，改善空间定位，并提供针尖定位的实时评估，以及注射后的局麻药扩散情况[23,24]。此外，先进的成像模式，如弹性成像，可应用于区域麻醉，以区分神经结构和周围组织。应变弹性成像是一种定性技术，可根据所施加的力间接测量组织弹性，并可通过组织弹性变化评估局麻药的扩散情况。剪切波弹性成像是一种新的技术，可通过跟踪组织位移产生的剪切波，称为声辐射力成像（ARFI），来定性和定量测定组织弹性。剪切波弹性成像可通过生成不同组织刚度[20,28]的彩色贴图来区分穿刺针和神经与周围组织。这些进展尚未用于区域麻醉，但可能是未来几年提高区域麻醉成功率和安全性的潜在方法。

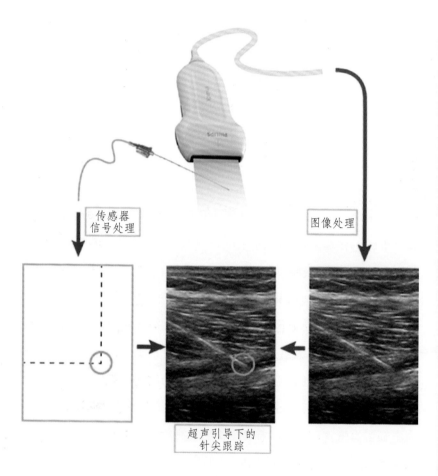

图 7.3　穿刺针 StimuplexOnvision® （B Braun Melsungen AG，Melsungen，Germany）。（From:Kåsine, T, Romundstad, L, Rosseland, LA, et al. Needle tip tracking for ultrasound-guided peripheral nerve block procedures—An observer blinded, randomised, controlled, crossover study on a phantom model. Acta Anaesthesiol Scand. 2019; 63: 1055-1062. https://doi.org/10.1111/aas.13379）

7.4　注射压力监测

虽然超声提高了区域麻醉的安全性和有效性,因而广受欢迎,但它仍有局限性。除了依赖操作者的技术外,深层组织显示不清晰,使超声图像靶目标的识别变得困难,尤其是判断针尖-神经之间的距离。在这种情况下,神经刺激可帮助定位超声成像较差的神经结构。然而,在开始注射局麻药后,神经刺激也难以判断针尖-神经之间的距离。这就增加了神经损伤的潜在风险,尤其是在多方位注射时。2015年,美国区域麻醉和疼痛学会发表共识,为了早期发现针尖-神经接触并防止局麻药在神经束内注射,要监测注射压力[29]。当针尖-神经接触时,起始注射压力会超过15psi(Gadsden等,2014)[30,31]。有用于监测注射压力的商业套件可供选择,还可使用简易的测试方法,如50%空气压缩技术,使用一个三通阀,测试注射器里面含有生理盐水或5%葡萄糖,用于压力监测和水声定位(Lin和Lu,2014)[32](图7.4)。另一种方法是使用注射压力限制器(NerveGuard™,Pajunk GmbH,Geisingen,Germany)(图7.5),当开始压力超过15psi时无法注射。这样理论上可识别穿刺针的位置错误,避免注射时压力过大。

7.5　区域麻醉的新方法

区域麻醉中超声的使用,除了提高以往区域麻醉技术的有效性外,还拓展了新的区域麻醉技术。区域麻醉技术中筋膜平面阻滞相

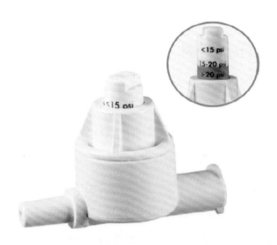

图7.4 一种市售的一次性同轴注射压力监测装置。(Reproduced with permission, BBraun Melsungen AG, Melsungen, Germany)

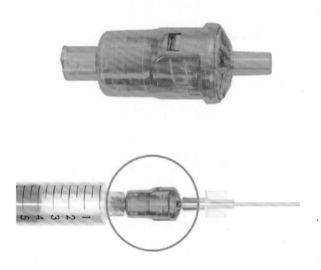

图7.5 一种注射压力限制装置,当压力超过15psi时无法注射。(Reproduced with permission, NerveGuard™, Pajunk GmbH, Geisingen, Germany)

较于直接将局麻药注射到分散的神经周围,操作更简单且安全,越来越受欢迎。在胸腹部手术过程中的躯干镇痛,筋膜平面阻滞技术成为胸段硬膜外和椎旁阻滞更简单、安全的替代方案,包括1型和2型胸肌平面阻滞、腰方肌平面阻滞、前锯肌平面阻滞、竖脊肌平面阻滞[33-39]。竖脊肌平面阻滞可用于心脏手术的术后镇痛,特别是通过开胸切口进行的微创心脏外科手术。该技术和胸部硬膜外阻滞相比更安全,因为它可能不会出现心肺转流全身肝素化状态下意外损伤血管的问题[39]。超声的使用可进行纯感觉神经阻滞,而单独使用神经刺激器则无法识别。如内收肌管阻滞可为膝关节置换术提供镇痛[40]。最后,超声的应用使脊椎麻醉出现新的技术方法。超声检查越来越多地用于识别具有挑战性的患者的解剖标志,如描绘棘突中线和硬膜外隙的深度。此外,超声实时引导的脊柱旁正中扫描(Conroy 等,2013)等新方法已被报道[41]。

7.6　闭环系统

部分患者在进行区域麻醉时需要镇静,而有经验的、受过专业训练的麻醉医生可保证患者的安全[42,43]。麻醉和镇静需要通过监测和临床观察持续评估患者的生理状态。然而,与所有的操作一样,在进行区域麻醉时,解剖结构复杂的病例会分散操作者的注意力。镇静和监护的闭环控制可能是一种提高患者安全性的潜在工具。虽然使用监护仪是对患者进行临床观察的重要补充,但它并不能替代医生的警惕和仔细观察。然而,自动化的、计算机化的患者监护方法可能与闭环控制系统相结合[42-45],并可能具有保存和分析一段时间内患者生命体征趋势的优势。这些系统除了使用标准的术中监护仪外,还使用二氧化碳描记和胸部阻抗传感器来监测呼吸暂停。其他具有临床价值的监测手段还包括使用程序化的脑电图系统,如脑电双频指数来监测麻醉深度,用加速度计来监测运动,或用图像识别技术来监测面部表情变化。当把处理这些信息和模拟人类决策过程的系统模块相结合时——这种滴定镇静的潜力可作为一个额外的安全监测系统,使麻醉医生能更专注于区域麻醉操作或其他麻醉相关内容。

7.7　药理学

延长局部麻醉的作用时间可覆盖整个术后急性疼痛时期,促进恢复,并为患者在术后恢复期提供良好的舒适感和满意度。然而,大多数商品化的局麻药作用时间不超过24小时,想要更为持久地镇痛,通常还需要留置导管。但留置导管存在多种问题——它们需要适当的专业技术来放置,容易发生针尖移位,有被阻塞或打结、剪切、阻滞失败、神经刺激、局部炎症或感染的风险。此外,可能需要专门的输送系统来进行局麻药给药。

7.8　药物新剂型

能持续释放的新剂型局麻药优势明显,通过把局麻药封装成脂质体和微球,可防止大剂量注射局麻药的全身吸收和全身毒性。

脂质体由带有亲水基团的脂质双分子层组成,其内部可封装亲水性局麻药,减缓局麻药如丁哌卡因的释放率[46-48]。然而,它们的使用也受到复杂、昂贵的制作过程的限制。此外,对局麻药的失控泄漏和封装剂的神经毒性的担忧仍然存在。更重要的是,尚没有确凿证据证明这类新剂型可有效改善镇痛,减少阿片类药物的使用或减轻不良反应[46,47,49]。

7.9 佐剂

已有报道在区域麻醉中,局麻药佐剂的使用可在无运动阻滞的前提下延长镇痛时间[2]。

理想的佐剂最好包含以下特征:

- 提高感觉阻滞的质量。
- 延长感觉阻滞的持续时间。
- 优先阻滞感觉而不是运动。
- 缩短局麻药的起效时间。
- 减少所需的局麻药用量。
- 无局部刺激作用。
- 潜在的低致敏性。
- 高治疗指数。
- 无神经毒性;不应增加发生神经系统不良反应的风险。
- 全身吸收率低,不良反应少。
- 经济有效且易于获得。

尽管没有任何佐剂具备上述所有特性,但其中的许多特性是作为佐剂应具备的。与所有药物和操作程序一样,在注射液中添加佐剂之前,必须仔细评估风险获益比。新药的开发,以及对现有药物的研究,如地塞米松[2,50,51],进一步增加可用药物的种类。其中具有代表性的右美托咪定(α_2-肾上腺素受体激动剂),作为一种镇静剂被广泛用于重症监护室,目前也作为区域麻醉的辅助用药。右美托咪定与α_2-肾上腺素受体的亲和力是其前体可乐定的8倍,多项研究表明,可乐定在延长阻滞时间方面是有效的[52-54]。可乐定可将短效和中效局麻药的感觉阻滞延长2~3小时,长效局麻药延长到10小时。可乐定的这种作用机制被认为是通过增加抑制性K通道的表达来降低伤害性C纤维的兴奋性。此外,α_1-受体介导的组织血管收缩减缓了对药液的吸收。可乐定和右美托咪定均有抗感染作用。右美托咪定作为局麻药的佐剂,将感觉阻滞的起效平均时间提前9分钟,运动阻滞提前8分钟;它还将平均镇痛时间延长约4.5小时(感觉阻滞4小时,运动阻滞3.5小时)。右美托咪定也被认为可通过抑制激活的核因子NF-κB产生神经保护作用。然而,必须考虑任何佐剂的吸收所产生的全身效应。右美托咪定吸收入血后可产生镇静、心动过缓和血压降低等作用。

7.10 导管设计的研究进展

显然,使用新的局麻药剂型和佐剂只能将感觉阻滞延长到术后早期,留置导管仍然是提供长效区域镇痛最实用的手段。几十年来,几乎都是通过用套管针穿刺置管的方式在神经周围放置导管的。这种针内置管法有药液渗漏的风险,因为将套管针穿透皮肤,再通过套管针植入 1 根较小直径的导管——这会导致在较细的导管周围有一个较大的孔道,致使药液从孔道渗出——据报道,渗漏率在 3%~30% 之间[55]。类似于静脉留置针的针外置管装置可减少渗漏(Edwards 等,2018),制造这种装置最大的难点在于导管本身,需要紧密贴合穿刺针且能承受较高的注射压力[55]。在 2018 年,美国食品药品监督管理局(FDA)批准引入缝线式导管,由 1 根中空的、缝线式穿刺针和带有回声标记的导管组成(Certa Catheter™, Ferrosan Medical Devices, Szczecin, Poland)(图 7.6 和图 7.7)。在超声引导下经皮穿刺到目标神经附近,推动导管从针外穿过组织;然后从一个单独的通道退出针[56,57]。针与导管分离后,将穿刺点处和体外部分的导管均妥善固定,以降低导管脱出的风险。这个置管技术比针内置管法或针外置管法在导管超过针尖后"盲探"推进的放置方式更加精确。

7.11　机器学习和图像识别

最后,随着机器学习在医学和非医学领域的发展,不出意外将会在超声引导区域麻醉中引入图像识别技术,因为识别神经对于区域麻醉新手来说是更具挑战性的任务。然而,与 CT 和磁共振成像这类高保真度成像方式相比,超声成像效果较为依赖操作者的水平,而且噪声和伪影也会降低图像质量。尽管如此,深度学习已成功应用于医学超声成像任务,如图像分类、目标检测和图像分割[58]。一些超声

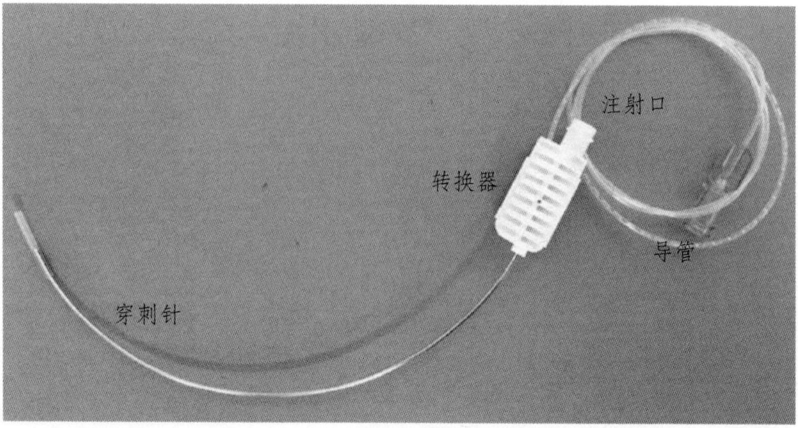

图7.6　缝线式导管。(From: Jordahn, Z.M., Lyngeraa, T.S., Grevstad, U. et al. Ultrasound-guided repositioning of a new suture-method catheter for adductor canal block-a randomized pilot study in healthy volunteers. BMC Anesthesiol 18, 150 (2018). https://doi. org/10.1186/s12871-018-0615-4)

检查项目已经可以使用自动化软件[59]，例如通过对心内膜结构的检测和分割来评估心功能指标（HeartModel[A.I.]，Philips Healthcare）[60,61]；将机器学习模型用于股神经和臂丛的超声成像（Huang 等，2019；Smistad 等，2018）[62,63]，进一步证实了其在临床应用和区域麻醉培训中令人兴奋的应用潜力[64]。

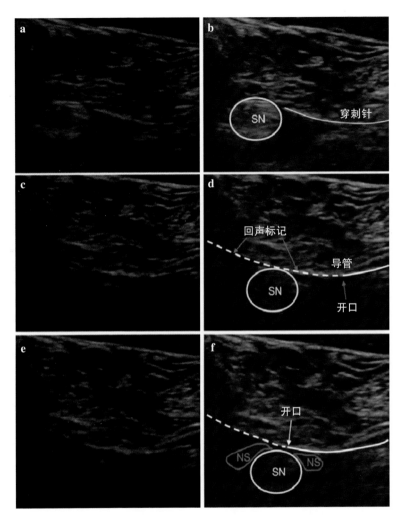

图 7.7　超声引导下置入缝线式导管。导管上的回声标记用于确定导管与神经位置关系。导管开口位于回声标记终止处。NS，生理盐水；SN，坐骨神经。[(From: Finneran JJ 4th, Gabriel RA, Swisher MW, et al. Suture Catheter for Rescue Perineural Catheter Placement When Unable to Position a Conventional Through-the-Needle Catheter: A Case Report. A Pract. 2019;13(9):338-341.doi:10.1213/XAA.0000000000001075)]

（陈雪丽　许永利　译）

参考文献

1. Sen S, Ge M, Prabhakar A, et al. Recent technological advancements in regional anesthesia. Best Pract Res Clin Anaesthesiol. 2019;33(4):499–505. https://doi.org/10.1016/j.bpa.2019.07.002.
2. Albrecht E, Chin KJ. Advances in regional anaesthesia and acute pain management: a narrative review. Anaesthesia. 2020;75:e101–10. https://doi.org/10.1111/anae.14868.
3. Admir Hadzic, Xavier Sala-Blanch, Daquan Xu. Ultrasound Guidance May Reduce but Not Eliminate Complications of Peripheral Nerve Blocks. Anesthesiology. 2008:108(4):557–58.
4. Memtsoudis SG, Sun X, Chiu YL, et al. Perioperative comparative effectiveness of anesthetic technique in orthopedic patients. Anesthesiology. 2013;118:1046–58.
5. Perlas A, Chan VW, Beattie S. Anesthesia technique and mortality after total Hip or Knee Arthroplasty: a retrospective. Propensity Score-matched Cohort Study. Anesthesiology. 2016;125:724–31.
6. McIsaac DI, Cole ET, McCartney CJ. Impact of including regional anaesthesia in enhanced recovery protocols: a scoping review. Br J Anaesth. 2015;115(Suppl 2):ii46–56. https://doi.org/10.1093/bja/aev376.
7. Helander EM, Webb MP, Bias M, Whang EE, Kaye AD, Urman RD. Use of regional anesthesia techniques: analysis of institutional enhanced recovery after surgery protocols for colorectal surgery. J Laparoendosc Adv Surg Tech A. 2017;27(9):898–902. https://doi.org/10.1089/lap.2017.0339.
8. Davis N, Lee M, Lin AY, et al. Postoperative cognitive function following general versus regional anesthesia: a systematic review. J Neurosurg Anesthesiol. 2014;26(4):369–76. https://doi.org/10.1097/ANA.0000000000000120.
9. Mason SE, Noel-Storr A, Ritchie CW. The impact of general and regional anesthesia on the incidence of post-operative cognitive dysfunction and post-operative delirium: a systematic review with meta-analysis. J Alzheimers Dis. 2010;22(Suppl 3):67–79. https://doi.org/10.3233/JAD-2010-101086.
10. Cerneviciute R, Sahebally SM, Ahmed K, et al. Regional versus local anaesthesia for haemodialysis arteriovenous fistula formation: a systematic review and meta-analysis. Eur J Vasc Endovasc Surg. 2017;53:734–42.
11. Armstrong RA, Wilson C, Elliott L, et al. Regional anaesthesia practice for arteriovenous fistula formation surgery. Anaesthesia. 2020;75(5):626–33. https://doi.org/10.1111/anae.14983.
12. Sessler DI, Pei L, Huang Y, et al. Recurrence of breast cancer after regional or general anaesthesia: a randomised controlled trial. Lancet. 2019;394(10211):1807–15. https://doi.org/10.1016/S0140-6736(19)32313-X.
13. Tedore T. Regional anaesthesia and analgesia: relationship to cancer recurrence and survival. Br J Anaesth. 2015;115(Suppl 2):ii34–45. https://doi.org/10.1093/bja/aev375.
14. Cata JP. Outcomes of regional anesthesia in cancer patients. Curr Opin Anaesthesiol. 2018;31:593–600.
15. Divatia JV, Ambulkar R. Anesthesia and cancer recurrence: what is the evidence? J Anaesthesiol Clin Pharmacol. 2014;30(2):147–50. https://doi.org/10.4103/0970-9185.129990.
16. Marhofer P, Harrop-Griffiths W, Willschke H, Kirchmair L. Fifteen years of ultrasound guidance in regional anaesthesia: Part 2-recent developments in block techniques. Br J Anaesth. 2010;104(6):673–83. https://doi.org/10.1093/bja/aeq086. Epub 2010 Apr 23.
17. Marhofer P, Greher M, Kapral S. Ultrasound guidance in regional anaesthesia. Br J Anaesth. 2005;94(1):7–17. https://doi.org/10.1093/bja/aei002.

18. Hebl JR. Ultrasound-guided regional anesthesia and the prevention of neurologic injury: fact or fiction? Anesthesiology. 2008;108(2):186–8. https://doi.org/10.1097/01.anes.0000299835.04104.02.

19. Yves Auroy, Dan Benhamou, Laurent Bargues, Claude Ecoffey, Bruno Falissard, Frédéric Mercier, Hervé Bouaziz, Kamran Samii. Major Complications of Regional Anesthesia in France. Anesthesiology. 2002;97(5):1274–280.

20. Scholten HJ, Pourtaherian A, Mihajlovic N, Korsten HHM, A Bouwman R. Improving needle tip identification during ultrasound-guided procedures in anaesthetic practice. Anaesthesia. 2017;72(7):889–904. https://doi.org/10.1111/anae.13921.

21. Deam RK, Kluger R, Barrington MJ, McCutcheon CA. Investigation of a new echogenic needle for use with ultrasound peripheral nerve blocks. Anaesth Intensive Care. 2007;35(4):582–6. https://doi.org/10.1177/0310057X0703500419.

22. Hebard S, Hocking G. Echogenic technology can improve needle visibility during ultrasound-guided regional anesthesia. Reg Anesth Pain Med. 2011;36:185–9.

23. Henderson M, Dolan J. Challenges, solutions, and advances in ultrasound-guided regional anaesthesia. BJA Educ. 2016;16:mkw026. https://doi.org/10.1093/bjaed/mkw026.

24. Munirama S, McLeod G. Novel applications in ultrasound technology for regional anesthesia. Curr Anesthesiol Rep. 2013;3:230–5. https://doi.org/10.1007/s40140-013-0038-1

25. Kåsine T, Romundstad L, Rosseland LA, et al. The effect of needle tip tracking on procedural time of ultrasound-guided lumbar plexus block: a randomised controlled trial. Anaesthesia. 2020;75(1):72–9. https://doi.org/10.1111/anae.14846.

26. Daoud MI, Alshalalfah AL, Ait Mohamed O, Alazrai R. A hybrid camera- and ultrasound-based approach for needle localization and tracking using a 3D motorized curvilinear ultrasound probe. Med Image Anal. 2018;50:145–66. https://doi.org/10.1016/j.media.2018.09.006.

27. Xia W, Mari JM, West SJ, et al. In-plane ultrasonic needle tracking using a fiber-optic hydrophone. Med Phys. 2015;42(10):5983–91. https://doi.org/10.1118/1.4931418.

28. Rotemberg V, Palmeri M, Rosenzweig S, Grant S, Macleod D, Nightingale K. Acoustic Radiation Force Impulse (ARFI) imaging-based needle visualization. Ultrasonic imaging. 2011;33:1–16.

29. Neal JM, Barrington MJ, Brull R, et al. The second ASRA practice advisory on neurologic complications associated with regional anesthesia and pain medicine: Executive Summary 2015. Reg Anesth Pain Med. 2015;40(5):401–30. https://doi.org/10.1097/AAP.0000000000000286.

30. Gadsden JC, Choi JJ, Lin E, Robinson A. Opening injection pressure consistently detects needle-nerve contact during ultrasound-guided interscalene brachial plexus block. Anesthesiology. 2014;120(5):1246–53. https://doi.org/10.1097/ALN.0000000000000133.

31. Gadsden J, Latmore M, Levine DM, Robinson A. High opening injection pressure is associated with needle-nerve and needle-fascia contact during femoral nerve block. Reg Anesth Pain Med. 2016;41(1):50–5. https://doi.org/10.1097/AAP.0000000000000346.

32. Lin JA, Lu HT. A convenient alternative for monitoring opening pressure during multiple needle redirection. Br J Anaesth. April 2014;112(4):771–2. https://doi.org/10.1093/bja/aeu083.

33. Wahal C, Kumar A, Pyati S. Advances in regional anaesthesia: a review of current practice, newer techniques and outcomes. Indian J Anaesth. 2018;62(2):94–102. https://doi.org/10.4103/ija.IJA_433_17.

34. Lin JA, Blanco R, Shibata Y, Nakamoto T. Advances of techniques in deep regional blocks. Biomed Res Int. 2017;2017:7268308. https://doi.org/10.1155/2017/7268308.

35. Lin JA, Blanco R, Shibata Y, Nakamoto T, Lin KH. Corrigendum to "Advances of Techniques in Deep Regional Blocks". Biomed Res Int. 2018;2018:5151645. https://doi.org/10.1155/2018/5151645. Published 2018 Jul 5.

36. Blanco R. The 'pecs block': a novel technique for providing analgesia after breast surgery. Anaesthesia. 2011;66(9):847–8. https://doi.org/10.1111/j.1365-2044.2011.06838.x.

37. Blanco R, Fajardo M, Parras Maldonado T. Ultrasound description of Pecs II (modified Pecs I): a novel approach to breast surgery. Rev Esp Anestesiol Reanim. 2012;59(9):470–5. https://doi.org/10.1016/j.redar.2012.07.003.

38. Blanco R, Parras T, McDonnell JG, Prats-Galino A. Serratus plane block: a novel ultrasound-guided thoracic wall nerve block. Anaesthesia. 2013 Nov;68(11):1107–13. https://doi.org/10.1111/anae.12344.

39. Nagaraja PS, Ragavendran S, Singh NG, et al. Comparison of continuous thoracic epidural analgesia with bilateral erector spinae plane block for perioperative pain management in cardiac surgery. Ann Card Anaesth. 2018;21(3):323–7. https://doi.org/10.4103/aca.ACA_16_18.

40. Wong WY, Bjørn S, Strid JM, Børglum J, Bendtsen TF. Defining the location of the adductor canal using ultrasound. Reg Anesth Pain Med. 2017;42(2):241–5. https://doi.org/10.1097/AAP.0000000000000539.

41. Conroy PH, Luyet C, McCartney CJ, McHardy PG. Real-time ultrasound-guided spinal anaesthesia: a prospective observational study of a new approach. Anesthesiol Res Pract. 2013;2013:525818. https://doi.org/10.1155/2013/525818.

42. Manohar M, Gupta B, Gupta L. Closed-loop monitoring by anesthesiologists-a comprehensive approach to patient monitoring during anesthesia. Korean J Anesthesiol. 2018;71(5):417–8. https://doi.org/10.4097/kja.d.18.00033.

43. Gholami B, Bailey JM, Haddad WM, Tannenbaum AR. Clinical decision support and closed-loop control for cardiopulmonary management and intensive care unit sedation using expert systems. IEEE Trans Control Syst Technol. 2012;20(5):1343–50. https://doi.org/10.1109/tcst.2011.2162412.

44. Platen PV, Pomprapa A, Lachmann B, et al. The dawn of physiological closed-loop ventilation—a review. Crit Care. 2020;24:121. https://doi.org/10.1186/s13054-020-2810-1

45. Sheahan CG, Mathews DM. Monitoring and delivery of sedation. Br J Anaesth. 2014;113(Suppl 2):ii37–47. https://doi.org/10.1093/bja/aeu378.

46. Uskova A, O'Connor JE. Liposomal bupivacaine for regional anesthesia. Curr Opin Anaesthesiol. 2015;28(5):593–7. https://doi.org/10.1097/ACO.0000000000000240.

47. Pichler L, Poeran J, Zubizarreta N, et al. Liposomal bupivacaine does not reduce inpatient opioid prescription or related complications after knee arthroplasty: a database analysis. Anesthesiology. 2018;129(4):689–99. https://doi.org/10.1097/ALN.0000000000002267.

48. Noviasky J, Pierce DP, Whalen K, Guharoy R, Hildreth K. Bupivacaine liposomal versus bupivacaine: comparative review. Hosp Pharm. 2014;49(6):539–43. https://doi.org/10.1310/hpj4906-539.

49. Liu Y, Zeng Y, Zeng J, et al. The efficacy of liposomal bupivacaine compared with traditional peri-articular injection for pain control following total knee arthroplasty: an updated meta-analysis of randomized controlled trials. BMC Musculoskelet Disord. 2019;20:306.

50. Kirksey MA, Haskins SC, Cheng J, Liu SS. Local anesthetic peripheral nerve block adjuvants for prolongation of analgesia: a systematic qualitative review. PLoS One. 2015;10(9):e0137312. https://doi.org/10.1371/journal.pone.0137312. Published 2015 Sep 10.

51. Marhofer P, Columb M, Hopkins PM, et al. Dexamethasone as an adjuvant for peripheral nerve blockade: a randomised, triple-blinded crossover study in volunteers. Br J Anaesth. 2019;122(4):525–31. https://doi.org/10.1016/j.bja.2019.01.004.

52. Zhang C, Li C, Pirrone M, Sun L, Mi W. Comparison of dexmedetomidine and clonidine as adjuvants to local anesthetics for intrathecal anesthesia: a meta-analysis of randomized controlled trials. J Clin Pharmacol. 2016;56(7):827–34. https://doi.org/10.1002/jcph.666.

53. Vorobeichik L, Brull R, Abdallah FW. Evidence basis for using perineural dexmedetomidine to enhance the quality of brachial plexus nerve blocks: a systematic review and meta-analysis of randomized controlled trials. Br J Anaesth. 2017;118(2):167–81. https://doi.org/10.1093/bja/aew411.

54. Andersen JH, Grevstad U, Siegel H, Dahl JB, Mathiesen O, Jæger P. Does dexmedetomidine have a perineural mechanism of action when used as an adjuvant to ropivacaine?: A paired, blinded, randomized trial in healthy volunteers. Anesthesiology. 2017;126(1):66–73. https://doi.org/10.1097/ALN.0000000000001429.

55. Edwards RM, Currigan DA, Bradbeer S, Mitchell C. Does a catheter over needle system reduce infusate leak in continuous peripheral nerve blockade: a randomised controlled trial. Anaesth Intensive Care. 2018;46(5):468–73. https://doi.org/10.1177/0310057X1804600507.

56. Jordahn ZM, Lyngeraa TS, Grevstad U, et al. Ultrasound guided repositioning of a new suture-method catheter for adductor canal block – a randomized pilot study in healthy volunteers. BMC Anesthesiol. 2018;18:150. https://doi.org/10.1186/s12871-018-0615-4.

57. Finneran JJ IV, Gabriel RA, Swisher MW, et al. Suture catheter for rescue perineural catheter placement when unable to position a conventional through-the-needle catheter: a case report. A Pract. 2019;13(9):338–41. https://doi.org/10.1213/XAA.0000000000001075.

58. Liu S, Wang Y, Yang X et al. Deep Learning in Medical Ultrasound Analysis: A Review. Engineering. 2019;5:261–75.

59. Huang Q, Zhang F, Li X. Machine learning in ultrasound computer-aided diagnostic systems: a survey. Biomed Res Int. 2018;2018:5137904. https://doi.org/10.1155/2018/5137904. Published 2018 Mar 4.

60. Volpato V, Mor-Avi V, Narang A, et al. Automated, machine learning-based, 3D echocardiographic quantification of left ventricular mass. Echocardiography. 2019;36(2):312–9. https://doi.org/10.1111/echo.14234.

61. Medvedofsky D, Mor-Avi V, Byku I, et al. Three-dimensional echocardiographic automated quantification of left heart chamber volumes using an adaptive analytics algorithm: feasibility and impact of image quality in nonselected patients. J Am Soc Echocardiogr. 2017;30(9):879–85. https://doi.org/10.1016/j.echo.2017.05.018.

62. Huang C, Zhou Y, Tan W, et al. Applying deep learning in recognizing the femoral nerve block region on ultrasound images. Ann Transl Med. 2019;7(18):453. https://doi.org/10.21037/atm.2019.08.61.

63. Smistad E, Johansen KF, Iversen DH, Reinertsen I. Highlighting nerves and blood vessels for ultrasound-guided axillary nerve block procedures using neural networks. J Med Imaging (Bellingham). 2018;5(4):044004. https://doi.org/10.1117/1.JMI.5.4.044004.

64. Deserno TM, Oliveira JEE, Grottke O. Regional Anaesthesia Simulator and Assistant (RASimAs): Medical Image Processing Supporting Anaesthesiologists in Training and Performance of Local Blocks. 2015 IEEE 28th International Symposium on Computer-Based Medical Systems, Sao Carlos, 2015, pp. 348–351. https://doi.org/10.1109/CBMS.2015.61.

第8章　超声引导区域麻醉的安全性和工效学

Arunangshu Chakraborty, Balakrishnan Ashokka

8.1　引言

若操作得当,区域麻醉可作为比全身麻醉更加安全的麻醉选择[1-3]。与全身麻醉相比,区域麻醉具有许多明显的优势,包括:

● 可使患者保持清醒或使用最小量的镇静剂便可不用对气道进行人工干预,尤其适用于困难气道患者、肥胖所致的睡眠呼吸暂停患者、战场等资源受限的场所。

● 不需要或极少需要阿片类药物,从而避免了此类药物的成瘾性、依赖性和各种副作用造成的不良后果。

● 更好地控制疼痛。

● 可用于不能确认空腹状态或禁食不充分存在误吸风险的患者。

A. Chakraborty

Department of Anaesthesia, CC and Pain, Tata Medical Center, Kolkata, India

B. Ashokka(⊠)

National University Health System, Singapore, Singapore

然而,区域麻醉也有自身的局限性和缺陷。

区域麻醉的主要副作用或并发症[4]如下。

8.1.1　血肿:注射部位出现青肿

在凝血障碍和血小板缺乏的患者中尤为常见。与浅层的阻滞相比,较深部位的阻滞形成出血和血肿的风险会增加,因为在浅层阻滞中可通过压迫来止血。超声的使用可提供血管的实时成像,从而大大降低了血管意外损伤的风险。较大的血肿可引起疼痛、发热、化脓性感染、外部压迫造成的神经损伤等并发症。

8.1.2　神经损伤

与较深的阻滞和神经轴阻滞相比,外周神经阻滞中神经损伤的发生更为常见。此外,与中枢神经阻滞中的神经损伤相比,外周神经阻滞中的神经损伤通常较为短暂,很少会引起持久的神经功能障碍[5,6]。通过超声成像和神经束膜周围靶向局部麻醉,减少了神经损伤的发生[7-17]。

8.1.3　局麻药全身毒性反应(LAST)

如果所用局麻药的剂量超过允许剂量,可能会发生LAST。在计算剂量时,必须根据极端年龄、妊娠、肝肾功能不全和心脏病等情况进行调整[18]。必须用去脂体重来计算局麻药的剂量。为了便于实践,在考虑平均身高和去脂体重的情况下,有学者提出了合计最大剂量的概念(表8.1)。即使在允许的剂量范围内,如果由于局麻药

表8.1　局麻药的安全剂量

局麻药	单独使用		加用肾上腺素	
	最大剂量			
	每千克体重	合计	每千克体重	合计
丁哌卡因	2mg/kg	175mg	3mg/kg	225mg
左旋丁哌卡因	2mg/kg	200mg	3mg/kg	225mg
利多卡因	5mg/kg	350mg	7mg/kg	500mg
甲哌卡因	5mg/kg	350mg	7mg/kg	500mg
罗哌卡因	3mg/kg	200mg	3mg/kg	250mg
丙胺卡因	6mg/kg	400mg	8mg/kg	600mg

误入血管或在血管密集区快速注射而导致快速吸收入血,也可能发生LAST。超声的使用将LAST的发生率从2009年的9.8例/10 000例患者降至2018年的0.76例/10 000例患者[10]。随着超声在区域麻醉中的应用,以及区域麻醉训练项目在世界范围内的普及,有望进一步减少LAST的发生。

为了安全实施区域麻醉,首先需要完成世界卫生组织(WHO)制定的区域麻醉阻滞术前安全核查表。确认患者信息,以及阻滞侧别和阻滞部位尤为重要(图8.1)。

国际患者安全管理目标(IPSG)也可用于区域麻醉实践,包括:

- 正确识别患者(复核患者身份)。
- 提高有效沟通。
- 提高高危药品的安全性。

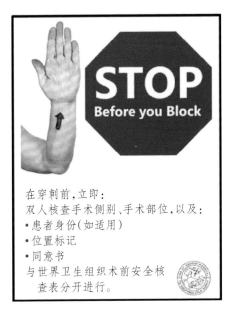

图8.1 阻滞前核查。

- 确保手术侧别正确、操作程序无误和患者信息无误。

- 减少与医疗相关的感染风险。

- 减少患者因跌倒受伤的风险。

在麻醉前进行有针对性的检查,以明确有无吸烟、高血压、多发性神经病、糖尿病、使用抗血小板药物、使用抗凝药物、凝血功能障碍、血小板减少等因素,有助于进行治疗决策并了解相关风险。如果患者正在服用华法林或抗血小板药物,应尽可能推迟手术/阻滞。使用华法林的患者需要改用肝素或其他短效抗凝剂[19]。血小板减少的患者术前可能需要输注血小板。欧洲麻醉医师协会公布了一份神经轴穿刺或导管拔除前后时间间隔的详尽清单[20]。制定这些指南是为了便于在预期的药理作用减弱、凝血功能恢复时安全地进行区域麻醉。区域麻醉的操作者应谨记,有证据表明,导管(神经轴或周围神经阻滞时)在置入和拔出时都有出血的风险;因此,在拔出神经阻滞导管时应与置入导管时一样小心谨慎。

8.2 局麻药全身毒性反应

大容量筋膜平面阻滞、导管连续阻滞、同一患者的多次阻滞、肿胀麻醉、局部浸润麻醉(LIA)等通常会增加 LAST 风险[18,21]。中枢神经系统的表现会随局麻药的剂量发生变化。局麻药最初通过阻断电压门控钠离子通道损害皮质抑制性通路,阻碍抑制性神经元去极化,引起感觉和视觉的改变、肌肉的激活,以及随后癫痫发作活动等兴奋性临床特征。随着局麻药在血浆中浓度的上升,兴奋性通路受到影响,出现神经系统毒性反应的抑制期,表现为意识丧失、昏迷和呼吸停止。

LAST 的心血管反应具有潜在的致命性。它主要影响心脏节律等快速动作电位。直接阻断钠通道会破坏正常传导,主要发生在希氏束。静息膜电位的降低会使动作电位传播受损,进而导致 PR、QRS 和 ST 间期延长。随着钾通道被进一步阻断,QT 间期延长,就有可能出现快速折返性心律失常和缓慢性心律失常。继发影响则主要包括心肌功能障碍导致心搏骤停和外周血管张力不稳定,引起持续性低血压和难治性低血压。

心血管虚脱/中枢神经系统症状(CC/CNS)比率是指导致致命性心血管虚脱所需的药物剂量与产生癫痫发作所需的药物剂量的比

率。较低的CC/CNS比率意味着更多的心脏毒性药物——因为较早出现中枢神经系统症状有利于在心血管虚脱发生前实现对LAST的早期诊断(和治疗)。

例如,与消旋丁哌卡因相比,罗哌卡因和左旋丁哌卡因的CC/CNS比率更高;因此,当需要长效局麻药时,优先使用这些药物既合乎逻辑又比较安全。

8.3　LAST的临床表现

LAST的临床表现通常在注射局麻药后1分钟内开始出现,但也可能有所延迟。临床表现的常见顺序如下:

● 前驱症状:口周刺痛、头晕、轻度头痛、构音障碍、幻觉和谵妄。这些症状可能被氯胺酮的分离麻醉所掩盖,因此应谨慎使用该药物或加强监测。癫痫发作和昏迷。

● 心血管兴奋继而抑制。

● 恶性心律失常和心脏停搏。

8.4　美国区域麻醉和疼痛医学学会的LAST管理指南

● 及时有效的气道管理对防止缺氧和酸中毒至关重要,已有研究证实,缺氧和酸中毒会促进LAST的发生[22]。

● 应用苯二氮䓬类药物(BZD)迅速遏制癫痫发作,如果没有现成的苯二氮䓬类药物,可使用小剂量的丙泊酚或硫喷妥钠。早期使用脂肪乳剂治疗癫痫发作的做法值得商榷。

- 丙泊酚:大剂量的丙泊酚会进一步抑制心功能,在有心血管受损的症状时应避免使用。如果在使用苯二氮䓬类药物后仍有癫痫发作,应考虑使用小剂量的神经肌肉阻滞剂以减轻酸中毒和低氧血症。

- 心脏停搏:对高级心脏生命支持(ACLS)有以下修改:

–如果使用肾上腺素,首选较小的初始剂量(成人为10~100μg)。

–不推荐使用升压素。

–避免使用钙通道阻滞剂和β-肾上腺素能受体阻滞剂。

–如果出现室性心律失常,首选胺碘酮;不推荐使用利多卡因。

- 脂肪乳剂治疗:出现LAST征象时,在气道管理的基础上,可使用脂肪乳剂抢救。

剂量 以0.25mL/(kg·min)的速率输注1.5mL/kg 20%的脂肪乳剂,直到循环稳定,稳定后至少持续10分钟。如果没有达到循环稳定,则需考虑再次输注并增加输注量至0.5mL/(kg·min)。脂肪乳剂输注的初始剂量是30分钟内不超过10mL/kg。

不宜使用丙泊酚替代脂肪乳剂。

如果脂肪乳剂和升压素治疗无效,应及时进行体外循环(CPB)。由于体外循环的启用可能有相当大的滞后性,因此,在LAST期间首次发现心血管受损时,应就近通知能进行这一操作的医疗机构。

脂肪乳剂是治疗LAST的救命药物。所有实行区域麻醉的中心都应储存足够数量的脂肪乳剂。应通过制定库存管理系统定期检查储存情况,并在手术室的可见区域(如麻醉药物手推车)张贴图表,标

明最近的脂肪乳剂的存放位置(图8.2)

AAGBI安全指南严重局麻药毒性的处理

1. 识别	**严重毒性反应的症状** ● 精神状态突然改变,十分焦虑或失去知觉,伴或不伴强直阵挛性抽搐 ● 心血管虚脱:窦性心动过缓、传导阻滞、心脏停搏和室性快速性心律失常都可能发生 ● 局麻药的毒性可能在首次注射后一段时间内发生	
2. 即时管理	**停止注射局麻药** ● 呼救 ● 维持气道通畅,必要时进行气管插管 ● 给予100%的氧气并确保足够的肺通气(在代谢性酸中毒的情况下,过度通气可能有助于提高血浆的pH值) ● 建立静脉通路 ● 控制癫痫发作:以小剂量递增的方式给予苯二氮䓬、硫喷妥钠或丙泊酚 ● 全程评估心血管状况 ● 可进行抽血化验,但不要为此而延误治疗	
3. 治疗	**处于循环骤停状态** ● 启动心肺复苏(CPR) ● 使用相同的方案管理心律失常,认识到心律失常可能非常难治 ● 如果有条件,考虑进行体外循环 **静脉注射脂肪乳剂** ● 在使用脂肪乳剂的整个治疗过程中继续进行心肺复苏 ● 从局麻药引起的心脏停搏中恢复可能需要1小时以上 ● 不宜使用丙泊酚替代脂肪乳剂 ● 不应将利多卡因用于治疗心律失常	**无循环骤停** 使用常规疗法治疗: ● 低血压 ● 心动过缓 ● 快速性心律失常 **考虑静脉注射脂肪乳剂** ● 不宜使用丙泊酚替代脂肪乳剂 ● 不应将利多卡因用于治疗心律失常
4. 后续治疗	● 将患者安全转移到有适当设备和适当工作人员的临床区域,直到实现持续恢复 ● 常规临床检查排除胰腺炎,包括连续2天的淀粉酶或脂肪酶检测 ● 病例报告: 英国的病例报告提交给全国患者安全管理署(通过www.npsa.nhs.uk) 爱尔兰共和国的病例报告提交给爱尔兰药品委员会(通过www.imb.ie) 如果使用过脂肪乳剂,请向国际登记处报告其使用情况,网址为www.lipidregistry.org。详细情况也可在www.lipidrescue.org上公布	

离你最近的脂肪乳剂保存在_____
本指南并非医疗护理的标准。必须由临床医生根据所提供的临床数据,以及现有的诊断和治疗方案对某一临床程序或治疗方案做出最终判断。
©2010年大不列颠和爱尔兰麻醉学会

图8.2 大不列颠和爱尔兰麻醉学会(AAGBI)的LAST安全管理指南。

虽然 LAST 鲜有发生，但发生时的病死率很高，因此应最大限度地采取有效措施进行规避，一旦发现需及时治疗。

表8.1列出局麻药的最大安全剂量，可作为防止局麻药中毒的指南。

8.5　超声引导区域麻醉的工效学

区域麻醉的安全性取决于操作时的谨慎程度。在安排区域麻醉前，应对所有患者进行全面的评估并签署知情同意书，以确定是否存在全身麻醉的风险并加以记录。如此一来，即便区域麻醉失败或无效，也能及时采用全身麻醉进行紧急补救。此外，术前全面评估可有助于管理心肺复苏时的不良事件。

8.5.1　执行地点

只有在能供氧和循环安全管理的医疗地点才允许实施区域麻醉。区域麻醉有3种常见的实施地点：手术室/手术台、诱导室或准备室，以及专门的区域麻醉阻滞区（RABA）。一般认为，在手术室和区域麻醉阻滞区可安全地进行麻醉，因为这两个地方通常都配备了合格的区域麻醉专家，可在实施局部麻醉和镇静前后为患者提供持续的医疗照护。在诱导室或准备室给药虽然可提高手术效率，但往往危险重重，因为手术室或准备室的任何一位患者都有可能因为主管麻醉医生的疏忽而面临危险。手术室内的时间压力和患者交流造成的持续听觉输入可能会分散麻醉医生的注意力。只有在麻醉操作前后始终有一名合格的医护人员在场的情况下，才能在手术室实施区域麻醉。他们应有能力识别并减少心肺功能受损和麻醉后并发症的发生。

在区域麻醉管理期间优化操作舒适度至关重要。这包括选择无明显噪声和干扰的地点实施麻醉，操作区域的高度适宜，机器、患者和麻醉操作者处在同一条直线上，并考虑操作技巧、患者体位、穿刺方向（朝向或背离操作者）、探头类型、探头持握方式、助手、超声屏幕距离等因素（表 8.2）。

表 8.2　区域麻醉的工效学要点

特点	执行方式	补充说明
操作台/床高度	调整到操作者的肚脐高度	减少弯腰，减少肩部和背部拉伤
屏幕距离	最好在 30~60cm	避免视差误差，能清晰看到图像且不遗漏针道
患者体位	患者处于舒适且利于操作的体位	最大限度地减少探头与无关表面的接触，以获得最佳的超声成像
探头与穿刺针的位置关系	平面内与平面外	平面内适合新手使用；平面外的使用需要对解剖结构有深入了解
穿刺方向	朝向或背离操作者	常见的穿刺方向是背离操作者，需要对穿刺针有较强的控制力和对针尖行进的三维空间想象能力
针的持握	执笔式握持	利于感受针的压力、组织的阻力，避免损伤，并感受穿透组织层次时的突破感
三点对齐（图8.3）	操作者、探头和超声图像	三者处在同一条直线上；提高操作者的动作舒适度，减少血管和神经损伤

　　手术室区域麻醉的设置应符合工效学(图8.4)。区域麻醉专家在手术室技术人员的协助下,合理摆放患者体位并调整手术台的参数。麻醉护士/助手负责提供技术支持设备、药品和耗材,加强无菌操作监督,对患者情况进行监测,必要时能进行复苏。区域麻醉设备应放置在麻醉医生的前面,区域麻醉车应放置在麻醉医生的优势手侧。这有助于在整个麻醉过程中对患者进行监测,优化超声扫查区域相关解剖结构的超声成像。抢救设备和药品及其他人员,如外科医生和手术助理护士,必须在手术室内做好准备。在给予镇静药物之前,应对清醒的患者进行术前安全核查和手术部位的确认,这可提高整体安全性,最大限度地减少手术部位错误的发生,并提升患者的满意度。

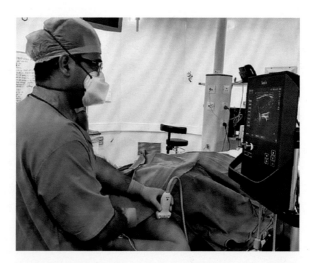

图8.3　超声引导下神经阻滞,操作台高度调整到腰部水平。操作者(procedural-ist)、探头(probe)和超声图像(picture)——3个"P"在一条直线上对齐。

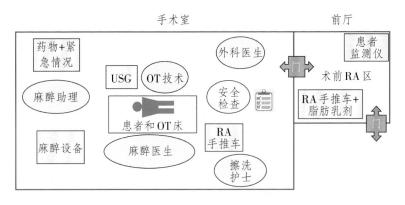

图8.4　手术室和前厅麻醉管理示意图,包括手术室人员、设备和复苏设施的概要。

8.5.2　模拟训练的作用

全方位模拟操作有助于提高区域麻醉的安全性(表8.3)。部分任务模拟有助于通过刻意的练习来提高某项操作技巧,以熟练掌握区域麻醉技术,如探头的方向、针的轨迹及穿刺时的稳定性。众所周知,胶冻填充的脊柱模型可培养穿刺深度、穿刺路径和手眼协调的三维方向感[23]。尸体和活体动物模型的模拟可加强真实的组织反馈感,这类模拟操作实现起来较为费力,而且需要完整的湿性实验室设施。可在模拟人上进行操作训练,以熟悉心血管虚脱情况下的高级心脏生命支持过程。甚至可通过简单的角色扮演进行练习,用电脑屏幕进行模拟。建议每6个月进行一次多学科团队的全方位模拟训练,以增强团队的协作能力[24]。这是从以往的哨点事件中习得的安全经验,是符合区域和全球标准的实践建议[25]。

对于有多种并发症且心肺储备有限的患者,区域麻醉往往是首选。在提供区域麻醉时,应考虑采取与全身麻醉类似的预防措施,而不是将其视为"镇静状态下的局部麻醉"。区域麻醉的安全性取决于计划的制订、危机的预测,以及手术室、设备、药品和人员的配备情况。

表8.3　增强区域麻醉安全性的模拟训练及其作用

模拟类型	领域	具体成果	特点
部分任务训练	操作技巧	提高穿刺技术、针可视化技巧及手眼协调能力	胶冻块、琼脂或纤维素填充的小块
尸体训练	操作技巧认知	组织层次触觉反馈,熟悉解剖结构	尸体需要保存和解冻;价格昂贵,尸源很少
活体组织训练(动物)	操作技巧认知情感	温暖触感、血管跳动和呼吸运动带来的实时反馈	与外科等其他专业一起进行;需要监管部门批准
具有一定仿真度的模拟人	批判性思维能力操作技巧复苏技术	掌握程序化的操作过程;使用认知辅助工具进行安全管理	增强团队对复苏和急救技能的信心;可用于评估
全方位模拟	领导技能软技能	基于情景的团队协作;多专业参与,集体决策	昂贵的人体模型、师资,耗费资源

(陈雪丽　姜义龙　译)

参考文献

1. Marhofer P. Safe performance of peripheral regional anaesthesia: the significance of ultrasound guidance. Anaesthesia. 2017;72:427–38.
2. Koscielniak-Nielsen ZJ. Ultrasound guided peripheral nerve blocks: what are the benefits? Acta Anaesthesiol Scand. 2008;52:727–37.
3. Halsted WS. Practical comments on the use and abuse of cocaine. N Y Med J. 1885;42:294–5.
4. Barrington MJ, Watts SA, Gledhill SR, Thomas RD, Said SA, Snyder GL, Tay VS, Jamrozik K. Preliminary results of the Australasian Regional Anaesthesia Collaboration: a prospective audit of more than 7000 peripheral nerve and plexus blocks for neurologic and other complications. Reg Anesth Pain Med. 2009 Oct 1;34(6):534–41.
5. Bigeleisen PE. Nerve puncture and apparent intraneural injection during ultrasound-guided axillary block does not invariably result in neurologic injury. Anesthesiology. 2006;105:779–83.
6. Bigeleisen PE, Moayeri N, Groen GJ. Extraneural versus intraneural stimulation thresholds during ultrasound guided supraclavicular block. Anesthesiology. 2009;110:1235–43.
7. Sermeus LA, Sala-Blanch X, McDonnell JG, et al. Ultrasound-guided approach to nerves (direct vs. tangential) and the incidence of intraneural injection: a cadaveric study. Anaesthesia. 2017;72:461–9.
8. Abrahams MS, Aziz MF, Fu RF, Horn J. Ultrasound guidance compared with electrical neurostimulation for peripheral nerve block: a systematic review and meta-analysis of randomized controlled trials. Br J Anaesth. 2009;102:408–17.
9. Lewis SR, Price A, Walker KJ, McGrattan K, Smith AF. Ultrasound guidance for upper and lower limb blocks. Cochrane Database Syst Rev. 2015;11:CD006459.
10. Munirama S, McLeod G. A systematic review and meta-analysis of ultrasound versus electrical stimulation for peripheral nerve location and blockade. Anaesthesia. 2015;70:1084–91.
11. Chandra A, Eisma R, Felts P, Munirama S, McLeod G. The feasibility of microultrasound as a tool to image peripheral nerves. Anaesthesia. 2017;72:190–6.
12. Robards C, Hadzic A, Somasundaram L, et al. Intraneural injection with low current stimulation during popliteal sciatic nerve block. Anesth Analg. 2009;109:673–7.
13. Chan VWS, Brull R, McCartney CJL, Xu D, Abbas S, Shannon P. An ultrasonographic and histological study of intraneural injection and electrical stimulation in pigs. Anesth Analg. 2007;04:1281–4.
14. Kirchmair L, Strohle M, Loscher WN, Kreutziger J, Voelckel WG, Lirk P. Neurophysiological effects of needle trauma and intraneural injection in a porcine model: a pilot study. Acta Anaesthesiol Scand. 2016;60:393–9.
15. Liguori GA. Complications of regional anesthesia: nerve injury and peripheral neural blockade. J Neurosurg Anesthesiol. 2004;16:84–6.
16. Brull R, Hadzic A, Reina MA, Barrington MJ. Pathophysiology and etiology of nerve injury following peripheral nerve blockade. Reg Anesth Pain Med. 2015;40:479–90.
17. Brull R, McCartney CJL, Chan VWS, ElBeheiry H. Neurological complications after regional anesthesia: contemporary estimates of risk. Anesth Analg. 2007;104:965–74.
18. Walker BJ, Long JB, Sathyamoorthy M, Birstler J, Wolf C, Bosenberg AT, Flack SH, Krane EJ, Sethna NF, Suresh S, Taenzer AH. Complications in pediatric regional anesthesia. An analysis of more than 100,000 blocks from the pediatric regional anesthesia network. Anesthesiology. 2018 Oct 1;129(4):721–32.
19. Horlocker TT, Vandermeulen E, Kopp SL, Gogarten W, Leffert LR, Benzon HT. Regional Anesthesia in the Patient Receiving Antithrombotic or Thrombolytic Therapy: American

Society of Regional Anesthesia and Pain Medicine Evidence-Based Guidelines (Fourth Edition) [published correction appears in Reg Anesth Pain Med. 2018 Jul;43(5):566. Vandermeuelen, Erik [corrected to Vandermeulen, Erik]]. Reg Anesth Pain Med. 2018;43(3):263–309. https://doi.org/10.1097/AAP.0000000000000763.

20. Gogarten W, Vandermeulen E, van Aken H, Kozek S, Llau JV, Samama CM. Regional anaesthesia and antithrombotic agents: recommendations of the European Society of Anaesthesiology. Eur J Anaesthesiol. 2010;27:999–1015.

21. Sites BD, et al. Incidence of local anesthetic systemic toxicity and postoperative neurologic symptoms associated with 12,668 ultrasound-guided nerve blocks: an analysis from a prospective clinical registry. Reg Anesth Pain Med. 2012;37(5):478–82.

22. Rubin DS, Matsumoto MM, Weinberg G, et al. Local anesthetic systemic toxicity in total joint arthroplasty: incidence and risk factors in the United States from the National Inpatient Sample 1998–2013. Reg Anesth Pain Med. 2018;43:131–7.

23. Karmakar MK, Ki Jinn Chin KJ. Spinal sonography and applications of ultrasound for central neuraxial blocks. NYSORA. https://www.nysora.com/techniques/neuraxial-and-perineuraxial-techniques/spinal-sonography-and-applications-of-ultrasound-for-central-neuraxial-blocks/. Accessed 10 Jul 2020.

24. Ashokka B, Dong C, Law LS, Liaw SY, Chen FG, Samarasekera DD. A BEME systematic review of teaching interventions to equip medical students and residents in early recognition and prompt escalation of acute clinical deteriorations: BEME Guide No. 62. Medical Teacher. 2020;1–14. Advance online publication. https://doi.org/10.1080/0142159X.2020.1763286.

25. American Society of Regional Anesthesia and Pain Medicine (ASRA): Safety and guidelines. https://www.asra.com/page/1462/safety-and-guidelines. Accessed 10 Jul 2020.

扫码获取
· 医学资讯
· 行业社群
· 推荐书单

索　引

B

背部神经阻滞 130

背痛 171

闭环系统 213

闭孔神经 63

臂丛神经 25

C

超声波 1

超声引导区域麻醉的工效学 232

成像模式 8

次声波 1

D

骶丛 65

骶管麻醉 174,194

多发性硬化 172

F

反射 5

腓肠神经阻滞 97

腓浅神经阻滞 95

腓深神经阻滞 95

分辨率 4

复合成像 16

腹横肌平面阻滞 105

腹直肌鞘阻滞 111

G

给药原则 181

股后皮神经 67

股后皮神经阻滞 86

股神经 64

股神经联合坐骨神经阻滞 86

股神经阻滞 73

股外侧皮神经 63

冠状面 161

腘动脉和膝关节囊之间的局部麻醉 90

腘窝入路坐骨神经阻滞 86

H

横断面 161

横向分辨率 4

横向扫描 162

踝关节阻滞 92

换能器 9

回声反射性 8

会阴阻滞 197

J

机械指数 20

脊髓 150

脊髓前动脉综合征 170

肩关节手术的局部麻醉 55

焦点 15

精索及生殖股神经阻滞 118

颈浅丛阻滞 55

局麻药全身毒性反应 225，228

K

空间分辨率 4

L

肋间臂神经阻滞 45

肋间神经阻滞 127

肋锁间隙阻滞 39

M

马尾综合征 171

模拟训练 235

P

频率 13

平面内 18

平面外 18

Q

髂腹股沟和髂腹下神经阻滞 118

髂筋膜阻滞 70

前腹壁神经阻滞 105

前锯肌平面阻滞 125

躯干阻滞 187

R

热指数 20

韧带 148

S

散射 8

疝阻滞 118

上颌神经阻滞 186

上肢远端阻滞或补救阻滞 45

上肢阻滞 187

深度 13

神经损伤 225

声波 1

声抗阻 4

声速 3

时间分辨率 5

时间增益补偿 11

矢状面 161

矢状扫描 162

收肌管阻滞 77

竖脊肌平面阻滞 130

衰减 7

锁骨下入路 36

T

探头 9

头颈部阻滞 185

透射 7

臀上神经 65

臀下神经 65

W

腕关节处的补救阻滞 50

伪影 21

文身 172

X

膝下阻滞 77

斜角肌肌间沟阻滞 31

星状神经节阻滞 58

胸壁神经阻滞 121

胸膜间阻滞 129

胸神经阻滞 121

胸腰筋膜平面阻滞 135

胸椎旁阻滞 136

血肿 225

Y

腰丛 62

腰丛神经阻滞 68

腰大肌肌间沟阻滞 68

腰方肌阻滞 113

药理学 214

药物新剂型 214

腋路阻滞 42

阴部神经阻滞 197

阴茎背神经阻滞 201

隐神经阻滞 76,94

硬膜外麻醉 193

Z

增益 14

折射 6

枕大神经阻滞 186

正中平面 161

中央神经轴阻滞 191

轴索间隙 147

轴向分辨率 4

肘关节水平阻滞 47

蛛网膜下腔阻滞 192

注射压力监测 211

椎管超声检查 160

椎间盘 148

佐剂 215

坐骨神经 65

坐骨神经阻滞 81

其他

3合1阻滞 70